人类学 新视野 丛书

疾病、治疗与文化

ILLNESS, HEALING AND CULTURE
An Anthropological Approach

医学人类学研究

张有春————著

中西书局

作者简介

张有春，汉族，甘肃山丹县人，中国人民大学社会与人口学院人类学系教授、博士生导师。2002年于中央民族大学获人类学博士学位。毕业后任职于国家疾病预防与控制中心性病艾滋病预防控制中心。2003—2004年赴哈佛医学院社会医学系访学。2004年赴香港中文大学精神医学系访学。2006年调入中国人民大学社会与人口学院。2008年1月获"澳大利亚领袖奖资助项目——增强中国艾滋病社会科学研究能力"（Australian Leadership Awards Fellowship Program—Strengthening HIV Social Research Capacity amongst Chinese HIV Social Research Leaders），赴新南威尔士大学访学。2017年晋升教授、博士生导师。

研究涉及发展人类学、医学人类学、应用人类学，主攻农村贫困与发展、艾滋病等主题，已出版《人类学、发展与后现代挑战》（译著，2008）、《医学人类学》（教材，2011）、《贫困、发展与文化》（专著，2014）、《田野四辑》（人类学随笔，2016）、《身体、叙事与主体性：医学人类学论集》（合编，2020）、《多学科视角下中国健康发展前沿》（合著，2021），并参与编写庄孔韶教授主编的《人类学通论》、《人类学概论》等教材，在各类刊物发表中英文论文数十篇。

目 录

自序 /1

上编 疾病与健康：人类学视角

疾病的文化界定与文化建构 /3
疾病、健康与环境适应 /15
福柯的权力观对医学人类学的启发 /26
污名与艾滋病话语在中国 /38

中编 疾病、文化与求医行为

人类学视野中的民族医学疗效评价 /51
一个乡村治病过程的人类学解读 /62
基于场所差异的健康实践与求医行为
　　——以广西L市女性性工作者为例 /72
"灶连炕"、儿童烧烫伤与风险文化 /81
居住方式、家庭策略与老人的主体性
　　——基于广西一个贫困村落的调查 /97

下编 作为文化体系的公共卫生

人类学与公共卫生：国际经验与中国实践 /113
艾滋病歧视的根源与反歧视策略研究 /140

艾滋病健康教育材料的文化适宜性
　　——以广西L市的评估研究为例　　　　　　　　　　　　／150
禁毒执法对降低危害工作影响的快速评估　　　　　　　　　／159

自　　序

2021年4月中旬,应巫达兄和中西书局之邀,我参与了《人类学新视野丛书》的组稿。在搜罗文稿时我才意识到,自己涉足医学人类学领域竟已有十多年之久了! 十多年的光阴在指缝间溜走,只剩下手头这十数篇散落各处的文章,像一个个彼此从未谋面的兄弟。

虽然对这些文章我并不满意,而且自从发表后很少想起它们,更没有产生过结集出版的念头,但在"新冠"肺炎疫情极大地改变着世界政治经济格局与人们的日常生活,在疾病与健康问题以一种极端的形式赫然凸显在人们面前之后,也许我曾经的思考并非完全没有现实意义。怀揣这样的希冀,我在过往的期刊中翻出这些满面尘灰的文章,凑成了手头的这部集子,也算是对自己学术生涯的一个阶段性总结与回顾。

* * *

林耀华先生认为,大凡学术研究多始于个人兴趣,而成于不计得失成败与能否学以致用的长期实践。[①] 然而,我的医学人类学生涯却全靠机缘——不是我目标明确,审时度势,知道自己的旨趣所在,而是在我完成学业进入社会之际,中国医学人类学的发展遇到了前所未有的机遇。2002年我人类学博士毕业,正赶上国家层面高度重视艾滋病防治,国际社会也在积极推动国内人文社会科学家的参与,在清华大学景军教授的引荐下,我得以进入中国疾病预防与控制中心,成了一名公共卫生工作者。

这样的进入方式决定了我的医学人类学生涯一开始就是社会问题(social

---

① 林耀华:《趣味(代序)》,《从书斋到田野》,中央民族大学出版社,2000年。

problem)而非学术议题(academic issue)导向的。理论研究以深化对学术议题的理解与认识为要务,而社会问题导向则以解决具体问题为目的。尽管对于人类学而言,正确的认识是解决问题的起点与关键,但更多时候,对问题的透彻认识并不意味着能够帮助更好地解决具体问题。潘绥铭等学者的研究就表明,艾滋病是更大范围内社会问题与矛盾的集中表现,而不是艾滋病引起了各种社会问题。①但是,公共卫生部门能够利用这一研究发现解决艾滋病问题吗?正因如此,在2008年5月召开的"促进艾滋病性病领域人文社会科学与公共卫生的合作国际研讨会"上,一位有着较强人文社会科学倾向的公共卫生专家在总结社会科学参与艾滋病防治的经验时尖锐地指出:社会科学参与艾滋病防治没有解决问题,反而"添乱",提出了很多公共卫生领域无法解决的问题。的确,公共卫生专家对此无能为力。身处公共卫生体制之内,我的实践又何尝不是如此?除因项目经费激增而无休止的会议、培训、交流外,我只能走马观花地作短暂的田野调查,然后就艾滋病防治中的社区参与、②艾滋病政策决策过程、③健康教育材料的制作④及艾滋病项目的伦理审查⑤等议题发表一些不痛不痒的观点,提一些缝缝补补的意见建议。在这个过程中,我不知不觉变成了公共卫生体制的"局内人"(insider),直到2006年调到中国人民大学任教,我才从田野回到书斋,正式开启学术生涯。

就艾滋病防治而言,虽则数年的"局内人"实践使我对公共卫生工作人员向性工作者传授正确使用安全套的方法,以及在静脉注射吸毒者中开展同伴教育(peer education)、发放清洁针具的做法存疑——这不仅在于这些行为本身显得幼稚乃至荒诞,而且它们在不同部门的政策法规与实践之间造成了冲突与张力,但这并不意味着我更认同人类学圈子的研究取向。回到学校当年,适逢"第四届人类学高级论坛"召开,会上有青年学者抱怨:自己想研究艾滋病病毒感染者的生存状况,无奈当地疾控中心不配合,不肯提供感染者的相关信

---

① 潘绥铭、黄盈盈、李楯:《中国艾滋病"问题"解析》,《中国社会科学》2006年第1期。
② 张有春:《社区参与及其在艾滋病防治中的实践》,《中国预防医学杂志》2005年第4期。
③ 张有春、余冬保等:《中国艾滋病相关政策决策过程的分析》,《中国艾滋病性病》2005年第2期。
④ 刘卫平、余冬保、张有春:《从我国艾滋病健康教育工作谈健康教育材料的开发制作》,《内蒙古医学杂志》2005年第11期。
⑤ 刘春雨、余冬保、张有春、王若涛:《AIDS项目伦理审查工作中遇到的主要问题与建议》,《中国艾滋病性病》2003年第4期。

息，使自己的研究无法展开。对此，她表达了自己对疾控系统的不满。还有个别学者慷慨陈词，历数人类学的优势，引起在座的强烈共鸣与附和。他们或为人类学的"无所不能"添砖加瓦、添油加醋，或因人类学为会场外的"外行"忽视而愤愤不平、顾影自怜。对这种关起门来"自嗨"的做法，我相当反感。在会议后期的圆桌会议上，我直接对人类学圈子内的两种倾向进行了批评：一个是人类学中心主义，另一个是人类中心主义。①

首先是人类学中心主义。人类学以整体上认识人及其文化为己任，覆盖领域广，分支众多，但这并不意味着人类学可以包打天下。与其他任何学科一样，人类学实际只是提供了看待问题的一种视角，而在解决具体社会问题方面，人类学并不一定具有优势。就拿对艾滋病病毒感染者的研究来说，无论对感染者还是艾滋病防治而言，人类学研究都是一种干涉，其潜在的社会价值是未知的，而它给感染者带来的隐私暴露、心理伤害等负面影响却更为切实。因此，人类学研究并不具有天然的合理性，疾控部门也没有义务配合。对此，人类学家应该有清醒的定位与认识，不能关起门来夜郎自大。

其次是人类中心主义。在发言中我谈到，无论公共卫生领域、人类学家还是一般公众，人们一谈到疾病就好像它是人类的敌人，必须消灭之而后快，这就是一种人类中心主义的思想。自从人类逐渐从动物界中脱离出来，居住在村落、城市，通过各种文化发明适应外部环境，人类就站在了其他物种的对立面，社会与自然脱离了。其他生物物种被认为从属于人类，它们是否应该继续存活取决于其对人类的价值，而自然也成了人类攫取各种资源的对象，或者是都市人厌倦日常生活时去旅游休闲的场所。然而，这只是一种假象，人类仍然是生态链上的一个环节，如何适应包括社会与自然在内的外部环境，仍然是人类生存的关键。由于人类过多的干预与无节制的攫取，自然生态变得极其脆弱，很多疾病的发生就是人类非理性行为的结果，是生态环境的一种自我调节机制。因此，我们要做的不是将包括病毒、细菌等在内的物种放在人类的对立面，而是反思人类自身的行为，最终达到与其他物种和谐共处的状态。作为以整体上认识人类及其文化为学术旨趣的学科，人类学更应该摆脱狭隘的人类

---

① 徐杰舜、庄孔韶、罗康隆等：《善待自己，善待他者——第四届人类学高级论坛圆桌会议纪要》，《广西民族大学学报》2007年第1期。

中心主义,在一个更宏大的时空场景中认识疾病与健康。

第一个批评只是由于对人类学圈子中自娱自乐又自大的现状不满。很难理解,受过文化相对论(Cultural Relativism)熏陶的人类学者怎么会形成人类学的原教旨主义思想。此外,在工业资本主义横扫全球、技术力量极大塑造乃至有控制人类趋势的当下,人类学的文化相对论与多样性倡导已气若游丝,其实践更是举步维艰。这时候,人类学家需要的是定力、耐力与毅力,而不是口号与喧嚣,更不是关起门来的自大。

第二个批评有着更为深刻的学术价值与现实意义。由于生物医学的物质还原与唯物主义的盛行,人们普遍地排斥疾病,拒绝直面死亡,使得在健康与医疗领域的行为变得越来越短视与非理性,人们甚至愿意花数十万元只是为了稍微地延长患者的生存时间,而这却使患者与家人承受了更大的苦痛!我的批评旨在推动人们对以下问题的反思:我们究竟应该如何认识并处理与包括病毒、细菌在内的其他物种及非生命体的关系?如何认识疾病与人、自然与文化的关系?如何认识与面对死亡,过一种有尊严的生活?

后来在医学人类学的教学与阅读过程中,我才发现实际早在二十世纪六七十年代,医学人类学内部已经出现了类似的反思,一些人类学家试图通过整合人类学的生物与文化研究,用生态学的视角重新审视疾病与健康议题。在这种视角下,病毒、细菌是人类生存环境的一部分,健康表明人类对环境的适应状态,而不是生活在消除了病毒、细菌等有害物的无菌空间的状态。生态学视角下的健康与疾病观是生动的一课,让我们可以重新审视人类与自然环境之间的关系。而在 2002 年南京大学百年校庆的演讲中,费孝通先生则从沙尘暴侵扰中国的现实出发,从另一个角度反思了文化与自然的关系。他指出,东西方文化区别的要点,是在人与自然关系的处理。西方文化强调征服与利用自然,从而产生了促进技术发展的自然科学,而东方文化强调"天人合一"、人与自然的共情共生关系。[①] 在 2020 年 6 月初一次题为"面对疫情,人类学可以做什么"的线上演讲中,景军教授也发表了类似的观点,他呼吁人类学应该作出重大转变,把生物世界拉回到人类学的学术领域,将对文化多样性的探讨建立在对生物多样性的观照之上。

---

① 费孝通:《文化论中人与自然关系的再认识》,《群言》2002 年第 5 期。

人类学的生态学视角、费孝通对东方哲学的强调、景军对生物多样性的关注，以及我对人类中心主义的反思，在学理上暗合并呼应了近十几年来人类学消除自我与他者、人与物/非人、自然与文化的界线，将自然环境重新纳入学术视野的本体论转向(ontological turn)。这种转向要求我们抛弃人类中心主义的做法，重新认识生物物种、自然环境与人类之间的关系，追求三者之间的和谐互动，实现地球而非仅仅是人类的可持续发展。皮之不存，毛将焉附？我们是无法一边破坏自己的生存环境，一边实现可持续发展的梦想的。此外，我们还应该对人类理性及生命限度进行反思，停止无限制地从自然中攫取、单纯追求寿命长度而忽视生命质量的做法。无疑，这种转变将重新塑造人类学的知识图景，有助于建立新的人—物—自然之间的关系。

* * *

回到学校任教后远离公共卫生场景，使我摆脱了解决健康与疾病问题的紧迫感与工作压力。而书斋阅读经历使我认识到，认识问题也许比解决问题更为关键——当我们对一个议题有了透彻的认识后，一些问题就会变得无关紧要，甚至不再是什么问题。

当然，一个问题是不是成其为问题主要取决于一个人所处的位置。如果你是一名医疗卫生工作者，那么预防与治疗疾病是你的职责所在；而如果你只是一名科研人员，那么从学科角度深化人们对疾病、健康与治疗的认识就更为重要。行动与思考是两个不同的领域，归根结底也是两份不同的工作与生活方式。各自做好自己的本分，才是我们的应做之事。

本书是我在田野与书斋之间穿梭生涯的结果，其中的文章大多已公开发表过。在归拢过程中，我对部分文字作了一些修改补充。需要特别说明的是，其中有四篇文章为合作成果，在此向富晓星、和文臻、和柳、杜婷婷四位合作者致谢，并感谢《民族研究》、《社会科学》、《思想战线》、《中央民族大学学报》、《广西民族大学学报》等刊物的首发。最后，非常感谢中西书局提供了将拙文结集出版的机会，感谢诸位编辑的热情和付出。

2023 年 4 月

上 编
疾病与健康：人类学视角

生、老、病、死既是生命的基本构成,也是日常生活的基本构成。每个人既会亲历这一过程,也会耳闻目睹他人生、老、病、死的悲喜剧,并形成对它们的一定态度与认识。一种普遍的观点认为,新生命值得庆祝,衰老令人悲哀,病痛是一种折磨,而我们应逃避死亡,因为它将一个人的生命及其存在的证据一笔勾销,使存在显现出了虚无的本质。

人类学是对人类多样性的探索。它整体上研究人类的生物性、社会性、心理、情感及文化,特别关注通过人类适应性表现出来的生物多样性与文化多样性。就此而言,研究不同时空人群对生、老、病、死的多样性认知与应对是人类学的应有之义,也是反思以上认识与态度的起点。

围绕疾病与文化的关系,人类学界形成了两种观点。一种观点认为,文化是认识世界的一种方式,是一个透镜,人们透过它来认识疾病与健康,因此,疾病是一种文化界定与文化建构。另一种观点认为,文化是人们为了自身的健康与安全，达成对环境的适应而设计的，是人的生物性的延伸，在这种观点看来，对环境的适应状况是衡量一个人健康与否的标志。

此外，也有人类学家更为关注疾病与健康问题在同一社会不同年龄、性别、社会阶层及族群等群体中的分布差异，或者疾病及医疗资源在社区、地方、国家及全球空间的不平衡分布，并以批判的视角看待这些问题，认为政治经济状况与权力关系是塑造疾病与健康的主导力量。法国思想家福柯视文化/知识为一种权力，从而在人类学的社会文化视角与批判视角之间搭起了桥梁，启发了人类学对健康议题的认识：知识首先以科学话语的形式出现，继而作为一种权力被付诸实践，进而影响到了弱势者的生存状况。

在艾滋病防治领域，大众媒体与医疗卫生机构掌握着话语权力，也行使着权力话语，它们极大地塑造了围绕艾滋病形成的污名与歧视性话语，左右着公众对艾滋病的认识。要消除污名，应从改变它们的话语，而不是教育公众入手。

疾病的文化界定与文化建构*

医学人类学是人类学的一个分支学科,是采用人类学的理论、视角与方法,对不同时空人群健康、疾病与治疗相关的认知与行为的研究,也包括借用人类学的知识解决健康、疾病与卫生保健问题的应用性实践。无论理论研究还是实践工作,人类学家都关注这样一个事实:疾病、健康和治疗与社会文化因素之间关系密切。由此出发,认识疾病与社会文化因素之间的互动就成为人类学探讨健康相关议题的一种途径,也是人类学参与公众健康事业的独特切入点。

在生物医学专家看来,疾病是一种客观存在,只有通过科学的方法才能够得到有效的认识与处理。但在人类学看来,疾病是人们透过其特有的文化透镜所产生的认识,任何对疾病与健康的认识都是文化特殊而非普遍的。因此,我们不应就疾病论疾病,而应该把它放在具体的社会文化语境(context)中加以分析与解读。医学人类学的诸多理论争论正是围绕文化在疾病、健康与治疗中的意义与处理文化的问题的语境中展开的。

一、作为民间信仰的民族医学

在二十世纪五十年代医学人类学作为一门人类学分支学科正式确立以前,人类学家对疾病、健康与治疗的研究大多遵循理性主义传统,把疾病视为一种外在于文化的客观事实,考察不同文化对疾病的反应,试图就它们在病因学方面存在的差异作出解释。

受进化论的影响,早期人类学家对生物医学之外的地方性医学的研究多使用"原始"、"魔法"等字眼,它们被认为是医学知识的早期阶段,属于信仰而

---

* 本文原以"医学人类学的社会文化视角"之名,载《民族研究》2009 年第 2 期,略有改动。

非知识体系。在这种背景下,医学知识的历史演化成为研究疾病认知差异的理论框架,而跨文化的类型学比较又成为研究医学知识的重要方法。

英国人类学家里弗斯(William Halse R. Rivers)是尝试把地方性医学知识与文化系统地联系起来的先驱。在《医药、巫术与宗教》(*Medicine, Magic and Religion*)一书中,他把人类的世界观分为三种:巫术的、宗教的与自然的。里弗斯认为,每种世界观都会衍生出一套病因学观念,并产生相应的治疗方法。他把巫术的与宗教的医学知识统称为原始医学(primitive medicine),与作为现代科学知识的生物医学相对照。他认为,人类的医学知识从巫术到宗教最后到科学,其间理性成分呈增加趋势。原始医疗实践虽然不是科学,但背后有自身的一套医学信仰,是文化整体的一部分。[①] 里弗斯揭示了原始医疗实践、信仰及世界观与文化整体的联系,为医学人类学提供了一种整体性研究框架。

二十世纪三十年代,美国人类学家克莱门茨(Forrest E. Clements)用历史特殊论的文化特质法(culture-trait approach)对全球范围内的疾病病因作了文化圈分析。在1932年发表的《原始疾病概念》一文中,他将原始医学的病因概念分为巫术、违反禁忌、致病物体侵入、鬼魂侵入及丧失灵魂这五类,并根据文献记载绘制了不同病因解释在世界范围内的空间分布图。在此基础上,他推导出了每一种特质的相对时间序列与传播路线。[②]

随着二十世纪四五十年代文化相对论的提出及之后解释人类学思潮的兴起,"原始医学"作为一种带有进化论色彩的概念受到了越来越多的批评与质疑,人们开始用"民族医学"(ethnomedicine)、"民间医学"(folk medicine)、"传统医学"(traditional medicine)与替代性医学(alternative medicine)等概念取代"原始医学",泛指西方生物医学之外的其他医学体系与知识。由于这些概念仍有明显的传统/现代、专业/非专业二分的嫌疑,一些学者后来直接用"中医"、"印度医学"等含有地域、民族或国家名称的术语取代笼统的"民族医学"等概念。然而,生物医学与民族医学、现代医学与传统医学的二分法持续存

---

① Edward Wellin, "Theoretical Orientation in Medical Anthropology: Continuity and Change over the Past Half-Century", in David Landy ed., *Culture, Disease, and Healing: Studies in Medical Anthropology*, Collier Macmillan Publishers, 1977, pp. 49 - 50.
② Forrest Clements, "Primitive Concepts of Disease", *American Archeology and Ethnology*, Vol. 32, No. 2, 1932.

在,认为民族医学必将为现代生物医学所取代的现代化思潮至今仍是国际卫生项目的理论基石。在其受现代化理论影响的学术著作中,福斯特(George M. Foster)与安德森(Barbara Gallatin Anderson)就在区分西方与非西方医学的基础上,将非西方的病痛观分为拟人论与自然论两种,并预言随着第三世界国家的现代化,非西方医学体系将被西方的生物医学体系所取代,萨满、巫医与其他治疗师将让位于医生、护士与医学专家。①

二、医学体系的结构与功能

从二十世纪二十年代开始,结构功能主义主导了欧洲与北美人类学的理论范式。功能主义认为,人类行为是满足人的生物、物质、情感、精神等各种需要的方式。在马林诺夫斯基看来,所有人类文化制度都有满足特定需求的"功能"。把功能主义的视角与健康、疾病及治疗联系起来相对比较容易,根据这一取向,疾病认知与医疗体系的功能就是要满足疾病引起的生理、心理需要。②然而,这一理论的循环论证特点无法解释何以面对相同的需求,不同人群发展出了不同甚至互相矛盾的应对方式,也无法解释各种应对方式所发生的历时性变迁。

二十世纪三四十年代后,结构功能论取代功能主义,成为人类学的主要理论方法。结构功能论源于法国社会学家涂尔干的思想。在涂尔干的社会学中,社会结构及人们对它的认识被看成是研究人类状况的首要关注点。拉德克里夫-布朗(Alfred Radcliffe-Brown)把涂尔干的思想带到人类学领域后,欧美人类学的理论关注点开始转向社会形式与社会制度的问题,他们不再强调物质与心理需求是社会制度的基础,而是通过把社会与生物体作类比来研究社会。他们认为,就像一个生物体由各种器官组成,每个器官都有自己的功能一样,社会也有其独特而互补的制度。个体在社会角色的网络中发挥作用,而制度在社会整体中发挥作用。这样,作为一种社会制度的医学体系就是社会有机体的一部分,发挥着自己独特的作用。

二十世纪三十年代,英国著名人类学家埃文斯-普里查德(Evans-

---

① 福斯特、安德森:《医学人类学》,陈华、黄新美译,桂冠图书股份有限公司,1992年,第73—206页。
② 马林诺夫斯基:《巫术、科学、宗教与神话》,李安宅译,中国民间文艺出版社,1986年,第5—30页。

Pritchard)对中非阿赞德人巫术与魔法的研究就是在结构功能论框架下进行的,他揭示了人们对妖术的指控如何追寻社会张力的线索,并反过来与阿赞德人的社会制度相联系。埃文斯-普里查德还看到,巫术使社会张力变得公开,也使人们可以公开应对它们。作为一种安全阀,对妖术的指控有助于使社会功能更加顺畅,也有助于维持社会现状。①

用结构功能视角分析疾病病因的人类学著述在二十世纪四十年代后大量涌现,它们在社会规范与把疾病归因于超自然力的实践之间建立了联系。人类学家发现,这些实践具有支持社会规范的作用。一般而言,把疾病归于巫术或妖术的现象在正式的社会控制相对薄弱的社会很常见,而在警察、军队、法庭等制度比较完备的社会,人们很少把疾病归因于巫术。

从 1942 年开始到七十年代初,阿克奈德(Erwin H. Ackerknecht)发表了一系列著述,表述自己的疾病与医学观点。他认为,原始医学不止一种,而是有很多种,它们共同构成了魔法医学。由于非西方人有关疾病的认识主要受处于主导地位的习俗与信仰的适应程度的影响,因此,最好从文化信仰的角度来认识原始医学。此外,医学人类学的研究单位不应该是单一文化特质,而是社会的整个文化结构,以及"医学模式"在文化整体中所占的位置。与整体文化的组成部分一样,医学模式的组成部分在功能上也是相互关联的。②

阿克奈德的研究整合了当时社会文化人类学的两种主要理论取向,即英国的功能主义与美国的历史特殊论及文化相对论,尤其是本尼迪克特(Ruth Benedict)的文化模式,极大地影响了二十世纪四五十年代医学人类学的面貌。

三、疾病与治疗的象征分析

对象征符号(symbol)的关注是社会文化视角中出现的另一种取向,它涉及民族医学治疗的象征意义及其效用问题。

(一) 治疗的象征意义及效用

从里弗斯的病因比较理论开始,医学人类学家就很关注民族医学的理性

---

① E. E. 埃文斯-普里查德:《阿赞德人的巫术、神谕和魔法》,覃俐俐译,商务印书馆,2006 年,第 291—360 页。
② Edward Wellin, "Theoretical Orientation in Medical Anthropology: Continuity and Change over the Past Half-Century", in *Culture, Disease, and Healing: Studies in Medical Anthropology*, pp. 51 – 52.

与效用问题。有关理性的讨论提出了这样一个具有本质性的问题：如果换一种角度看，一些看似荒诞不经或没有科学依据的医学实践是不是会变得有意义，能够讲得通？

早期人类学家普遍受进化论思潮影响，认为"原始医学主要是巫术—宗教的，其间很少包含理性因素，而我们的医学是理性、科学的，很少有魔法因素"①。这意味着从西方理性的角度看，民族医学基于对自然的错误认识，是非理性的。埃文斯-普里查德对这种观点提出了质疑。他强调，巫术属于一种与自然法则并存的特殊境况，有自己的逻辑与原则，同时不排斥自然的因果关系，因此是理性的、有逻辑性的。②

这种理性行为的效用如何？民族医疗所使用的草药、魔药、仪式、巫术与唱词等，对缓解或消除病人的病痛有没有效果呢？

1949年，列维-斯特劳斯（Claude Levi-Strauss）发表了《象征的效用》一文，该文描述了为缓解一名妇女因分娩产生的焦虑，巴拿马境内库纳（Cuna）印第安人一个萨满在仪式治疗中所使用的唱词。唱词在象征层面上描述了分娩的生理过程，它是一个情节叙述，其中涉及的角色象征生殖器官，而行动代表胎儿的出生过程。列维-斯特劳斯认为，人与人之间的交流与治疗仪式包含着巨大的潜能，它们在治疗仪式中的确能够影响人们的身体与心理，进而达到预期的治疗目的，因此，理性与魔法之间并非泾渭分明。③ 这篇论文后来被很多人类学刊物转载，极大地影响了医学人类学的发展，也成为著名医学人类学家凯博文（Arthur Kleinman）的理论来源之一。

早期，凯博文与其哈佛医学院的同事在疾病（disease）与病痛（illness）之间作出了区分，为在生理、心理与社会文化之间建立联系提供了一个切入点。他们认为，疾病是病理学的客观现实，主要为医学专家掌握，而病痛则是患者的主体体验，受到社会文化影响与塑造。④ 因此，一个人有可能患了病，但不一定有病痛体验；也有人或许有病痛体验，但并没有患病。

---

① Edward Wellin, "Theoretical Orientation in Medical Anthropology: Continuity and Change over the Past Half-Century", in *Culture, Disease, and Healing: Studies in Medical Anthropology*, p. 52.
② E. E. 埃文斯-普里查德：《阿赞德人的巫术、神谕和魔法》，第82—101页。
③ 列维-斯特劳斯：《结构人类学》，张祖建译，中国人民大学出版社，2006年，第197—219页。
④ Arthur Kleinman, Leon Eisenberg, and Byron Good, "Culture, Illness, and Care: Clinical lessons from Anthropological and Cross-Cultural Research", *Annals of Internal Medicine*, Vol. 88, 1978, pp. 255–258.

凯博文指出,作为一种心理—社会经验,病痛包含复杂的心理与社会过程,这一过程反过来影响疾病,并在治疗疾病的过程中发挥作用。[①] 对凯博文及其同事而言,列维-斯特劳斯关于治疗的象征意义的著述,是疾病与治疗的生物—心理—社会桥梁的力量之所在的主要依据。

(二) 象征符号、仪式与治疗

二十世纪六十年代,出现了把文化作为象征符号加以探讨的研究进路——象征人类学。象征人类学的关键词是象征符号,象征符号指事物、关系、活动、仪式等同一文化内部的人们赖以表达自己的世界观、价值观与社会情感的媒介。象征人类学阵营主要包括两大理论倾向,其中一个以格尔茨(Clifford Geertz)与施奈德(David Schneider)为代表,另一个以维克多·特纳(Victor Turner)为代表。尽管他们都致力于象征研究,但在理论渊源与研究侧重上却有着很大的差异。前者提倡透过符号体系解释人类行为,而后者主要受英国结构功能论的影响,在强调研究符号体系的同时关注符号与社会结构的关系。

格尔茨的象征人类学理念是以解释人类学的形式提出的。他认为,文化不是封闭在人们头脑中的价值、观念、信仰等事物,而是存在于象征符号之中,社会成员透过这些符号传承与交流世界观、价值取向、文化精神及其他观念,[②] 人类学家的工作就是用"当地人的观点"来解释象征体系对人的观念与社会生活的界说,从而理解形成地方性知识的独特的世界观、人观与社会观背景。解释人类学把文化与疾病的关系置于其研究的核心地位,对医学人类学产生了深远的影响。

与格尔茨相比,特纳不仅关注仪式、行为、事物的象征意义,而且关注这些符号在社会中的实用价值,尤其是仪式在解决社会矛盾、促成社会结构转换中的作用。在《恩丹布人的占卜及其象征》一文中,特纳揭示了占卜师的行动、占卜的道具、占卜场景、语言表达、符咒、质询等占卜符号所具有的象征意义。当人们遭受疾病或其他不幸时,恩丹布占卜师会通过占卜让人们认识到造成苦痛的未知、不可见的原因。病人不是孤立的病痛承受者,而是社会文化系统中

---

① Arthur Kleinman, "Concepts and a Model for the Comparison of Medical Systems as Cultural System", *Social Science and Medicine*, Vol. 12, 2B, 1978, pp. 85 - 94.
② 格尔茨:《文化的解释》,韩莉译,译林出版社,1999年,第3—39页。

的一员。在这个系统中,疾病被认为是系统冲突的先兆在一个点上的爆发。虽然恩丹布社会充满矛盾与冲突,以及对冲突、灵魂及妖术、巫术攻击的恐惧,但包括占卜与治疗在内的仪式却是积极的,它们可以揭示社会冲突的根源,修复社会关系,恢复社会的平衡。因此,占卜仪式不仅是象征性的,而且是结构性的。诊断与治疗的目的是治疗身体政治的伤口,而病痛只是社会矛盾在身体政治上的象征性表达。①

在《象征之林》中,特纳专章分析了恩丹布人治疗仪式中的象征符号。对特纳来说,树枝、奶及血液等事物都被人们赋予了符号意义,从而产生了象征的力量。象征的意义有两极,一极来源于物质,即身体;另一极指向了思想,比如社会、宗族、祖先或神的道德力量等等。在仪式中,符号的大量使用使得物质极的情感力量与观念极的抽象意义得以发挥作用。② 特纳对仪式的象征分析对医学人类学产生了很大的影响,他使用的阈限、交融、社会剧、隐喻等概念被广泛使用。

四、疾病与治疗的社会文化建构

亲属制度是人类学的经典议题。在早期研究中,人类学家认为亲属制度由自然与社会决定。而在《美国亲属制度的文化阐述》一书中,施奈德认为社会的类型/范畴存在于社会成员的头脑之中,亲属的血缘联系是"扩散而持久之团结"的象征。换句话说,社会的"黏合剂"不是先天的生物性血液或基因,而是血液在人们头脑与情感中的象征意义。③ 与格尔茨的解释人类学著述一起,施奈德将亲属制度归为文化系统的做法对人类学产生了很大影响。

二十世纪七十年代后期,凯博文的研究著述标志着医学人类学作为一个系统的、以理论为基础的研究领域的正式出现。其研究将复杂的医学体系、对中国文化中疾病与治疗的细腻的民族志描述、与象征相关的理论发展、社会建构论者的观点以及对应用医学人类学的关注熔为一炉,推动了二十世纪八十

---

① Victor Turner, *The Drums of Affliction*, Clarendon Press and the International African Institute, 1968, pp.25 - 52.
② 维克多·特纳:《象征之林》,赵玉燕等译,商务印书馆,2006年,第306—398页。
③ John M. Janzen, *The Social Fabric of Health: An Introduction to Medical Anthropology*, McGraw-Hill, Inc., 2002, pp.28 - 29.

年代解释视角在医学人类学领域的应用。

在凯博文看来,文化不仅是表述疾病的手段,而且建构着疾病。一些复杂的人类现象被文化框定为"疾病",并成为医学实践的对象。疾病不是一个实体,而是一种解释模式(explanatory model),通过特定群体的解释活动形成,也只有通过解释活动才能够认识到解释模式是病人、家庭及临床医生、治疗师对疾病认识的概括。在临床治疗中,医生从病人的病痛叙事(illness narrative)中推导出其解释模式,这是分析病人认识其状况的一种途径,也是医生获得"当地人观点"的切入点。凯博文建议,医生应该把了解病人的解释模式作为治疗活动的重要组成部分,并尽量让病人理解医生本人的解释模式,这样才能达到良好的治疗效果。[1]

为了使医生更好地了解病人的解释模式,并将个体的病痛经验转换成具有文化、社会与主观价值的分析文本,凯博文还提出了病痛叙事的概念。他认为,让患者讲述病痛经验既可以表达出讲述者的思想、情感与认知,还可以描述出他们所观察与理解的外部世界,从而将个体的生理过程、文化意义与社会关系连接起来,同时呈现患者的内在经验与外部世界。[2] 病痛叙事不仅是我们认识疾病的社会文化意义的过程,而且具有治疗与医学价值,因此有很好的学术与临床应用性。

解释人类学与文化建构观点的出现,启发了一些学者把对健康与治疗中文化建构的强调直接转向对生物医学的文化、实践及医学知识的考察,这就是所谓"生物医学的文化建构"的观点。比如,阿伦·扬(Allan Young)通过追溯越战退伍军人"创伤后应激障碍"(Post-Traumatic Stress Disorder)的出现及历史,为我们展示了"创伤后应激障碍"作为一种疾病被建构的过程。在对退伍军人管理医院的研究中,他发现一些军人与健康行政人员为了使军人的抱怨合法化,并使第三方在支付保险时能够有一个证明,便建构了这样一个疾病种类。[3] 在阿伦·扬的影响下,一些人类学家开始探讨其他综合征与治疗的文化建构过程。

---

[1] Arthur Kleinman, *Patients and Healers in the Context of Culture: An Exploration of the Borderland between Anthropology, Medicine, and Psychiatry*, University of California Press, 1980, pp. 24 – 118.
[2] 凯博文:《谈病说痛:人类的受苦经验与痊愈之道》,陈新绿译,广州出版社,1998 年。
[3] John M. Janzen, *The Social Fabric of Health: An Introduction to Medical Anthropology*, p. 41.

五、疾病与认知模式

二十世纪五十年代后期至六十年代早期，受心理学领域认知科学的影响，一些人类学家在民族科学或民族语义学的名义下，结合参与观察法与语言学技巧，开始探讨非西方社会文化内部的分类体系，如颜色、动植物分类，以及对自然与社会秩序的看法。① 这种研究把语言结构与认知结构作为认识文化结构的基础，使研究者能够以自观的方法（emic approach）真正了解"局内人观点"，而不是把一个文化的分类体系强加在另一个文化之上。

该领域的早期研究主要集中于对分类的探讨，包括疾病分类，病痛的症状、病因、治疗及药物的分类等。在弗雷克（Charles Frake）对棉兰老岛苏巴农人（Subanun）皮肤病分类与诊断的研究中，他没有参考生物医学的分类，而是力求对苏巴农人的分类与诊断有一种纯自观的认识，以此作为认知研究的关键步骤。弗雷克根据诊断类别及作为各类别特征的症状，最终得出并分析了苏巴农人的疾病分类学。② 这些研究对人类学迈向对日常医学知识的关注起到了奠基作用，但其局限性也很明显，它们的分析框架几乎完全集中于分类学，因而在很大程度上复制了将语言视为对外部世界的命名或指代的经验主义观点。

从认知角度研究医学知识的第二代人类学家以詹姆斯·扬（James Young）与琳达·伽若（Linda Garro）为代表。在墨西哥的一个村落调查民间医学知识时，他们不仅考察了疾病症状及其分类，而且用诸多相关的"标准特质"（criterial attributes）——如病因与严重程度等——建立起了病痛信仰的模型。他们发现，在从各种民间或生物医学中选择治疗方法时，人们会用到四个标准：严重程度、病痛类型、民间与医学治疗对特定类型疾病的有效性的信仰，以及治疗费用。通过考察个人在面临病痛时的医疗决策，他们建立起了一个模型，能够对90%以上的治疗选择作出解释。③ 这一研究通过调查医疗决策的相

---

① 纳日碧力戈：《认知与文化》，庄孔韶主编《人类学通论》，山西教育出版社，2004年，第204—205页。
② Charles Frake, "The Diagnosis of Disease among the Subanun of Mindanao", *American Anthropologist*, Vol. 63, No. 1, 1961.
③ Byron Good, *Medicine, Rationality, and Experience: An Anthropological Perspective*, Cambridge University Press, 1993, p.49.

关知识,表明医学信仰与治疗选择的结构性限制之间的相关性,很大程度上超越了早期归纳医学知识的研究路径。

到了二十世纪八十年代早期,认知人类学家开始从"特征模型"转向各种原型(prototype)或图式理论(schema theory)模型,以描述组织文化世界的民族理论(ethno-theories),而不是考察该世界划分事物的词汇。① 原型/图式理论的要点是,文化提供了对世界的简单表述,这些表述形成了个人的表达与判断、组织行为及生活图式,并作为文化知识的基石在发挥作用。研究者们试图证明,各种文化范畴的简单化模型能够对与这些范畴相关的自然论述与行为作出解释。

二十世纪八十年代中期到九十年代中期,医学人类学的认知研究主要描述不同社会情感、心理功能与病痛的民族理论或文化模式。所有研究都假定,我们可以推演出简单化的文化模式,并认识在这些范畴中获得的文化资料。在对加拿大中南部马尼托巴(Manitoba)地区印第安人有关高血压的解释的考察中,伽若批评了医学人类学对病痛模式的静态研究,认为这些研究很难识别并解释文化内部的定见与变异。她用开放式解释模式访谈并获得了当地关于高血压的陈述,然后分析了报道人对这些陈述的反应,并以建议的形式提出了血压升高的原型模式的四个重要概念。她证明,这一原型能够涵盖印第安报道人关于高血压的大多陈述,并能够识别一些与"共享的"文化模式不一致的特殊模式。②

医学人类学的认知研究对与各种医学知识范畴相关的民族理论与原型图式进行了深入的分析,并考察了文化内部同质性与变异的本质,在此基础上,对"文化信仰是同质的"这一假设提出了有力的批评。此外,正式的引导方法与自然论分析被越来越多地结合起来,而对病痛或求医叙事的研究进一步把认知人类学家带到与象征人类学家的对话之中。

六、医学人类学与中国的民族医学研究

我国有五十六个民族,各民族在长期的历史交往与互动过程中相互学习,彼此影响,形成了诸多既有民族与地域特色,又有一定共性的民族医学知识。

---

① 纳日碧力戈:《认知与文化》,庄孔韶主编《人类学通论》,第207—208页。
② Byron Good, *Medicine, Rationality, and Experience: An Anthropological Perspective*, p.51.

除以汉族为主体民族所积累与使用的中医外,藏族、蒙古族、维吾尔族、彝族、回族等民族也有着系统性的民族医学体系,它们在促进各民族人民的身心健康方面发挥着积极的作用。此外,一些既无系统医学理论,又无鲜明民族文化背景的民间医学知识、养生习俗与治疗仪式——如北方的萨满治疗、西南少数民族地区的巫蛊信仰等——也构成了我国民间医学的重要组成部分。1982年颁布的《中华人民共和国宪法》规定:"国家发展医疗卫生事业,发展现代医药和我国传统医药。"此后,全国民族医药事业有了较快的恢复与发展,藏族医学、蒙古族医学、维吾尔族医学、回族医学等民族医学典籍的调查、发掘、整理与出版工作陆续展开,相应的医疗与科研机构得以建立,一些基础性的研究工作也在推进。

目前,我国从事民族医学研究工作的主要是医学领域的专家。除开展医学典籍的整理出版工作外,他们还从医学与历史的角度对民族医学进行了专题研究,涉及疾病病因学、医药学、具体疾病的治疗方式、民族医学的发展历程及特点等。一些研究还扩展到了文化领域,与医学人类学的研究取向有了一定的重叠,比如民族医学产生的文化背景、民族医学与宗教信仰的关系、少数民族医学与中医的互动等等。在研究民族医学的过程中,医学领域的学者主动吸收来自人类学领域的万物有灵论、自然论与拟人论的医学等概念,描述与解释民族医学知识。跨文化比较也成为医学专家比较不同民族医学的工具。在中医研究领域,人类学知识的应用成为一个热点话题,[1]并在一定程度上拓展了中医研究的范围与思路。但是,这种跨学科的知识借取也存在一些不足,主要表现在医学人类学的最新研究成果与发展趋势没有被很好地介绍与消化,而在人类学领域已经过时的"原始医学"、"人种"等概念与相关理论则被用来解释民族医学,在一定程度上影响了人们对民族医学及人类学的正确认识。

与医学专家主动借取人类学概念与方法研究民族医学的态度不同,国内的人类学家在民族医学研究方面的进展一直比较迟缓,这种状况与人类学在

---

[1] 马伯英:《人类学方法在中医文化研究中的应用》,《医学与哲学》1995年第2期。何其灵:《中医学的文化视野考察——近十余年中医文化研究回顾》,《医古文知识》2001年第1期。刘巍:《带上人类学的眼镜看医学史——从席文对中国古代医学史的研究谈开去》,《广西民族学院学报》2005年第4期。万霞等:《中医文化人类学》,《中西医结合学报》2008年第7期。

中国的发展历史及学科地位不无关系。1986年,中国人类学会编辑发行了《医学人类学论文集》,这是我国第一部关于医学人类学的研究专集。此后,一些学者撰文介绍医学人类学的理论视野、研究范围,并编写医学人类学教科书,①然而经验性的研究成果相对较少,且散见于宗教与民间信仰的专题之下。从2001年开始,国内人类学家较多地介入艾滋病防治领域,推动了医学人类学在中国的发展。与此同时,有关民族医学的人类学研究也开始出现,其中较系统的有巴莫阿依对彝族疾病信仰与仪式治疗的研究、②乌仁其其格对蒙古族萨满教治疗的研究,③以及庄孔韶组织的一组基于信仰群体与民族差异的临终关怀研究文章,刊载于《社会科学》2007年第9期。④ 个别研究有意识地采纳了医学人类学的理论框架,对民族医学进行了分析。⑤ 但总体而言,我国的医学人类学尚处在理论译介与学科建设的过程中,缺乏有系统、有深度的经验性研究成果。

我国有丰富的民族医学资源,除具有民族或区域特色的萨满(蒙古族等一些北方少数民族)、本主崇拜(白族)、东巴信仰(纳西族)、毕摩文化(彝族)等与疾病及其治疗密切相关的信仰系统外,很多民族都有自己系统的疾病认知与医学体系,这些医学体系既需要医学专家的整理与临床应用,也需要人类学家从本学科视角出发进行研究,以加深我们对人类病痛体验及应对的普同性与文化多样性的认识。

---

① 席焕久主编:《医学人类学》,辽宁大学出版社,1994年。陈华编著:《医学人类学导论》,中山大学出版社,1998年。
② 巴莫阿依:《凉山彝族的疾病信仰与仪式治疗》,《宗教学研究》2003年第1、2期。
③ 乌仁其其格:《科尔沁博(萨满)宗教治疗仪式中的法器》,《内蒙古大学艺术学院学报》2006年第4期;《蒙古族萨满教宗教治疗仪式的特征及治疗机理的医学人类学分析》,《西北民族研究》2008年第3期。
④ 其中包括:庄孔韶《现代医院临终关怀实践过程的文化检视——专题导论》;李晋《佛教、医学与临终关怀实践》;黄剑波、孙晓舒《基督教与现代临终关怀的理念与实践》;包路芳《蒙古族的生死观与临终关怀》;嘉日姆几《试析凉山彝族传统临终关怀行为实践》;张庆宁、卞燕《综合医院里的临终关怀》;富晓星、张有春《人类学视野下的临终关怀》。
⑤ 程瑜:《乡土医学的人类学分析:以水族民族医学为例》,《广西民族学院学报》2006年第3期。

疾病、健康与环境适应[*]

人类学以整体上研究与认识人为学科理想,它不仅关注不同时空中人们的社会文化多样性,而且关注他们的生物特征与体质差异,以及生物与社会文化因素之间的互动。然而自从作为一门现代学科产生之日起,人类学对人的文化性与生物性的探讨就基本处于隔绝状态。关于社会文化的研究形成了政治人类学、经济人类学、宗教人类学、婚姻家庭等社会文化人类学分支与领域,而对人的体质/生物性的探讨则主要集中于体质人类学/生物人类学,除了语言人类学外,两者之间很少搭建起沟通的桥梁。

疾病与健康指一种身体或心理状态,它既与人的身心状况有关,也涉及不同文化对身心状态正常/异常的认识与界定,因此对疾病与健康的研究,是贯通人的生物性与文化性的一个重要领域。

早期人类学关注部落社会关于疾病的认知与治疗仪式,后来扩展到对各种民族医学的考察,探讨不同族群的医学体系的历史演变脉络、疾病病因类型学分析,以及医学体系在整个社会文化结构中的功能,等等。二十世纪四五十年代作为一个概念与人类学分支被正式提出时,医学人类学以应用研究为取向,主要考察西方生物医学与医疗保健体系移植到第三世界国家时遭遇的"文化障碍",这些研究基本忽视了疾病与健康的生物因素,偏离了人类学所倡导的生物—文化整体性视角。

二十世纪六七十年代,一些人类学家试图重新整合相关分支学科,他们吸收来自进化生物学尤其是生态学的概念与理论框架,考察疾病、环境与人类文化三者之间的动态关系,提出物理环境及人类对环境的适应是疾病与治疗的

---

[*] 本文原以"医学人类学的生物文化视角"之名,载《中央民族大学学报》2009年第2期,略有改动。

首要决定因素,形成了医学人类学的生物文化视角,显示了医学人类学贯通人的文化性与生物性的努力。相关研究涉及进化生物学、遗传学、营养学、生态学及文化适应等主题,其中"适应"(Adaptation)是该视角的核心概念。

对于人类学领域的这种研究取向,不同学者有不同的命名,包括"医学生态学"、"流行病学"、"医学人类学的生物文化适应研究"、"生物文化医学人类学"等等。[1] 在下面的论述中,笔者将交替使用"医学人类学的生物文化视角"与"医学生态学"两个概念来指代该领域的研究。

一、理论来源

医学生态学的理论来源主要是进化生物学,尤其是生态学的"适应"概念。

(一) 进化生物学

十九世纪五十年代末达尔文提出生物进化论,对生物学的各领域产生了深远影响。到二十世纪四十年代以前,包括遗传学、系统论、胚胎学、比较解剖学、生态学、古生物学、动物学、植物学等在内的每一门学科都形成了关于进化的思想与理论,但它们之间没有共同的语言,也缺乏共享的话语平台。当时,进化生物学的研究大致遵循三条路径,每一条路径都包括不同的、似乎互不相容的理论取向——自然选择论、孟德尔遗传学说与突变论。

到了二十世纪四十年代早期,对日益庞大的生物学家队伍而言,三种取向及诸多生物学领域的独立发展不仅应保持一致,而且结合在一起比单个方法或领域能够更好地认识进化过程。长期酝酿与探讨的结果是,三个不同的范式被整合成了一个新的综合范式,也就是所谓的综合进化论或科学进化论。自此,科学进化论在进化生物学中普遍盛行。

科学进化论的基本观点是:群体而非基因、单个生物体或物种,是进化的基本单位,研究进化必须依赖对人口动态数据的把握。它认为,任何生物群体都有一个遗传特征库,适应并存在于一种环境中。群体的遗传变化通过两种方式发生,一是基因组合与重组,二是基因突变,进化过程的基本原理是达尔文的自然选择。在自然选择过程中,环境要求导致对一个群体遗传特征的不

---

[1] David Landy, "Toward a Biocultural Medical Anthropology", *Medical Anthropology Quarterly*, New Series (Sept., 1990), Vol. 4, No. 3, *Steps Toward an Integrative Medical Anthropology*, pp. 358 – 369.

同选择,在牺牲不利特征的同时选择并强化适应性的特征。在基因重组、基因突变与自然选择三种方式互动与互补过程中,生物物种发生了进化。①

在这样一个大的框架下,人类被认为在进化上是独一无二的,他们把文化作为适应并控制环境的最主要而有效的工具加以使用与传播,这种做法极大地改变了生态环境,而改变着的环境反过来又成为人的体质结构与行为的选择动因。

科学进化论为考察特定环境状况下人类的进化与适应奠定了必要的理论基础,也推动了医学人类学对基因变异、营养、适应的关注,使它得以将人的生物因素纳入了学科的视野之中。

(二) 生态学

生态学是生物学的一个分支,是研究生物有机体与环境之间互动关系的学科。生态学认为,任何生物体都需要在其生存环境中找到食物,否则会饿死,它们还不能破坏自己的食物来源或者繁殖手段。当物种之间开始通过能量交换互相依赖时,它们之间就形成了一个食物链与生态系统。这一系统通过成员之间的相互依赖与互动得以维系,系统内各生物体的共同目标是保持内部的平衡,使不同物种都能够生存繁衍。

在生态系统中,所有生物体都会面临各种机遇与威胁,并主动去适应它们。对一种生物体来说,适应或许是短期或许是长期的,以便随机繁殖能够适应环境变化的后代。由于适应环境变化的能力具有遗传性,作为进化基础的基因变异成为医学人类学生物文化视角的一个重要组成部分。此外,作为特定生物体或物种生存的根本与需要,能量摄取与流动也是生态视角的重要议题,这使得饮食与营养成为生物文化视角的逻辑重心之一。

从绝对意义的生态学观点来看,疾病作为一个独立概念是有问题的。人类与其他诸多生物体,包括那些能够引起人类疾病的生物体共同生活在一个环境中,其中一个物种的营养源可能正是另一物种的致病因子,而一个物种的生存可能意味着疾病侵入另一个物种的空间,比如一些钩虫、蛔虫的生存环境就是包括人在内的生物体的肠道,所以不存在对任何物种而言都中立的"疾

---

① Edward Wellin, "Theoretical Orientation in Medical Anthropology: Continuity and Change over the Past Half-Century", in *Culture, Disease and Healing: Studies in Medical Anthropology*, pp. 54 – 55.

病"概念。医学人类学引入生态观点后赋予人类以特权,它认为,健康指人群处于适应性的平衡状态,而疾病则指他们处于适应上的不利地位。在这一点上,医学人类学的生态视角与生态学有一定的分歧。

就适应而言,人类与其他生物的不同之处在于:人类对生态环境的适应不只是生物性的,还借助了文化设计。作为人类进化的一种适应机制与发明,文化不仅包括生产生活工具,还包括获取食物与耕作的技术,以及语言、抽象思维、宗教、艺术等内容,它极大地影响着人类群体的疾病与死亡模式。这是因为:首先,文化塑造了与饮食、活动方式、用水、性实践等相关行为,这些行为使一个群体的成员易于感染某些疾病;其次,人们通过文化积极改变自然环境,而这也会影响到他们的健康。考古资料与历史记载表明,人类活动引起的环境变化对于疾病的发生具有深远的影响,这种影响既可能是积极的也可能是消极的。① 尽管通过基因与文化,人类形成了二元遗传系统,但目前文化已成为人类适应包括疾病在内的环境威胁的一种主要机制,其中民族医学是人类适应环境之文化机制中最显著的部分,它反映了人类在面临适应障碍时作出主动干预的努力。

医学人类学将疾病与健康作为衡量人群适应环境状况的指标,采用生态学的视角研究人群的适应,并将文化作为适应的主要手段,综合考察环境、文化与疾病之间的互动关系,确立了一种生态学意义上的整体论视角。

二、理论观点

二十世纪六十年代后期,阿兰德(Alexander Alland)最早把生态学视角与生物进化论的观念引入医学人类学领域,提出生态环境对认识不同医疗体系的重要性,在之后的近半个世纪中,医学人类学的生物文化视角得到了极大的发展。

(一) 生物文化视角的提出

在《文化进化中的适应》一书中,阿兰德用进化理论和人类与病原体互动的生态学视角,考察文化行为如何促进了人们的健康与人口再生产。他认为,

---

① Peter J. Marcia and Daniel J. Smith, "Disease, Ecology, and Human Behavior", in Carolyn F. Sargent and Thomas M. Johnson eds., *Medical Anthropology: Contemporary Theory and Method*, Praeger Publisher, 1996, p. 184.

文化是生物进化的一个适应过程,人群的适应是生物与文化合力的结果;人类文化及其医疗体系是进化的,而环境会限制包括医疗体系在内的文化发展。这种研究取向主要关注疾病的各方面,它有时把疾病看作一个因变量(dependent variable),考察社会、文化/环境因素如何影响疾病过程与疾病分布,有时又把疾病视为一个自变量(independent variable),讨论某种疾病对特定人群的社会文化影响及伴随的状况。

在科学进化论的基础上,阿兰德就文化、生物、环境与疾病在适应过程中的相关性作了如下一般性的表述:一般来说,疾病的发生及遗传与非遗传因素有关,人类行为体系的任何改变都有可能产生健康方面的后果,一些变化会造成遗传系统的变化;另一方面,遗传结构中诱发疾病的变化也会影响行为系统,这种影响可能是人群重组或新的免疫模式的出现;此外,被诱发的或自然的环境改变会造成与健康及疾病相关的新的选择压力,需要身体(生物)与非身体(文化)的适应共同满足压力产生的需要。①

在阿兰德提出的生态模式中,健康与疾病概念化,成了测量人群综合利用生物与文化资源适应其环境的有效工具,该模式还考察疾病与健康对文化、生物及环境应对的反馈性影响。

(二) 基本理论观点

采用生物文化视角的医学人类学家主要从事疾病适应的生物医学研究。

生物医学指在欧洲与北美占主导的医学体系,它建立在试验的基础上,通常被认为是自然科学的一部分,因此无论其疾病分类、病因解释还是治疗都具有普适性。生物文化视角吸收来自进化生物学与生态学等相关学科的知识,采用生物医学的疾病诊断与分类体系以及环境模式,研究人类群体的疾病与健康。

1. 疾病与健康

生物医学认为,疾病病因大致有以下几种:遗传因素、营养因素、环境因素、医源因素、传染因素与心理因素等,疾病就是这些因素引起的身体结构或功能的异常,是病理的表达。病理学则是用科学方法对疾病的研究,人们通过

---

① Alexander Alland, *Adaption in Cultural Evolution: An Approach to Medical Anthropology*, Columbia University Press, 1970, pp. 49 - 50.

一系列具体的征兆与病症或者指标诊断测量,来确定一个人有没有疾病。生物医学有标准的疾病分类系统,它们将诊断指标、临床发现与病人的症状联系起来,倡导医学实践的标准化。

持生物文化视角的医学人类学家承袭了生物医学的病因学解释与疾病诊断分类体系,但对于什么是疾病,却有着与生物医学不同的认识。从生态学的观点来看,疾病不是单独存在的一个实体,它是由宿主与病原体或"病菌"互动所引发的一个过程,是宿主与潜在病原关系的一种可能后果。由于细菌学研究和病菌理论的进展,人们已经认识到,感染病毒是疾病发生的必要条件而非充分条件,一个健康的人经常携带着很多不同的病毒与细菌,但它们并不是病原体,也就是说它们不会引发疾病,因为它们受人体免疫系统的抑制,只有当免疫系统无法与病原体再生产的步调保持一致时,疾病才会发生。

生物文化视角认为,人类的疾病发生在生态环境中并受制于进化压力,因此不能脱离环境仅仅从文化中加以认识。生态环境及人类对环境的适应是疾病及其治疗的决定性因素,而健康与疾病则是衡量人类综合生物与文化资源适应其环境的有效程度的尺度。由于"疾病"与涉及的生物体及对病理与疾病的文化界定相关,所以健康不是"没有疾病"。健康是人类适应环境的表现,是人类与外部环境的动态平衡,而生病则表明一个人没有完全适应环境。① 这意味着,疾病是一个人在设法应对其环境挑战时适应不良的表现。在这一模式中,这种适应不良在群体层面最常见的后果是宿主与病原之间的互相适应,这是一种动态的张力关系,其间宿主的变化会引起病原相应的变化,比如人们使用抗生素引起病原在耐抗生素性方面的进化。极端情况下,病原完全破坏宿主的免疫系统,导致其伤残或死亡。

2. 医学生态学

1979 年,麦克尔罗伊(Ann McElroy)和汤森(Patricia K. Townsend)编写了题为"生态学视角下的医学人类学"的教科书,使生物文化适应的生态学视角成为医学人类学的一种理论范式,该书使用"医学生态学"的标签与进化生物学框架,把疾病视为人类健康的环境威胁之一,认为在人类与文化演化的过程中,这些威胁作为自然选择的力量起着重要作用。该教科书根据病原、环境与

---

① John M. Janzen, *The Social Fabric of Health: An Introduction to Medical Anthropology*, p. 33.

人群之间的互动关系，建立了一个生态与健康的运作模式。

生态与健康的运作模式把影响人类的环境大体分为三部分：物理环境或非生物环境、生物环境，以及文化环境。这三个部分是互相依赖、互相影响的互动关系，其中一个部分的改变会引发另一部分的改变，这就是生态系统模式。而这种改变也可能导致一定的不平衡，从而引起紧张与疾病。比如，气候的变化可能使食物供应急剧减少，引起营养不良；大型水利工程建设会导致血吸虫病的流行；掌握政治与经济权力的群体会施加影响，使脆弱人群的处境进一步恶化；等等。

生态与健康的运作模式建立在有关健康与疾病生态的特定前提之上。首先，疾病的病因不是单一的。直接的、临床发现的导致疾病的因素或许是某种病毒、缺乏维生素，或者肠道寄生虫，但疾病本身最终是由一系列与生态系统失衡相关的因素引起。比如，人体内有艾滋病病毒（Human Immunodeficiency Virus，简称 HIV，）并不意味一个人就患有艾滋病（Acquired Immune Deficiency Syndrome，简称 AIDS），只有艾滋病病毒载量超过一定限度，破坏了人体的免疫系统，才会导致各种并发症，发展为艾滋病。其次，健康与疾病状况在一系列物理的、生物的与文化的系统中不断发展变化，而这些系统也相互影响。再次，环境既是人们生活与工作的物理场所，如土壤、空气、水等，也是文化建构的环境，比如街道与建筑、农场与花园、贫民区与牧场等等。不仅如此，人们还创造并生活在社会与心理环境中，他们对物理环境及自身角色的认识受到文化价值及世界观的影响。[1] 由此看来，生态模式不仅把环境与健康联系在一起，而且充分考虑到了人类行为对环境的影响。

由于环境处于不断的变动之中，所以适应不是一种终极的状态或生态学意义上的平衡状态，而是一个动态过程，是人群为了能够在特定环境中生存而作出的持续改变。[2] 生物文化视角以"适应"作为研究疾病与健康问题的出发点，以人群为"适应的单位"进行分析，其核心是用血压、胆固醇等生物学指标评估各种因素对人群健康的影响，研究的最终目的是要表明处于不同环境、文

---

[1] Ann McElroy and Patricia K. Townsend, *Medical Anthropology in Ecological Perspective*, 4th edition, Westview Press, 2004, pp. 28 – 30.

[2] Ann McElroy and Patricia K. Townsend, *Medical Anthropology in Ecological Perspective*, 2th edition, Westview Press, 1989, p. 17.

化与社会中的人群如何应对疾病,面对限制其健康与生活质量的因素。

在生物文化视角下,生物变量既被作为自变量(原因),也可以作为因变量(结果),①因此,它不是生物或生态决定论而是互动论的观点。就文化与生态环境的关系而言,作为一种适应机制的文化在环境或疾病面前不是完全被动的,人类的文化活动能够极大地改变外部环境,进而对人类的适应提出新的要求,而环境也在一定程度上限制了文化发明及人类行为的范围。就文化与疾病的关系而言,一方面文化是一种适应机制,由疾病决定。比如,一个族群的医疗体系与实践由该群体所面临的健康与疾病问题决定。另一方面,文化自身可能是非适应性的,是疾病或健康问题产生的根源。比如,我国北方农村地区为了抵御冬季寒冷而发明的"灶连炕"就是引发儿童烧烫伤意外伤害的主要原因(参见本书《"灶连炕"、儿童烧烫伤与风险文化》一文)。因此在适应环境的过程中,虽然具有存在价值的生物与文化特质往往能够被选择并保留下来,但并非所有文化特质都具有适应性。生物文化视角所倡导的,是对这些特质在特定环境中的生物适应性进行研究。

在技术简单的社会,其医疗理论及特定治疗实践对疾病控制尚没有医疗系统之外的其他习俗及行为的影响更为直接,不管这些习俗与行为的合理性如何,它们都通过对环境的积极反馈预防或降低了疾病的发生。然而,在拥有先进技术、专业医务人员、一定程度上系统化的医疗知识的社会中,医疗系统在整个进化图景中起着越来越独立而重要的治疗与预防作用。②

三、研究领域与经典案例

医学人类学的生物文化视角关注在极端的气候、海拔、季节变换、致病生物体、食物短缺以及自然或人为灾害等环境下人们的适应状况,人类通过各种机制应对包括疾病在内的环境威胁,这使他们能够在面临压力时生存下来。大体而言,人类有四种适应机制——基因变异、文化变迁、生理调适及个体应对。其中,由人的生物性的可塑性引起的生理调适与个体的应对策略是生理

---

① Andrea S. Wiley, "Adaptation and the Biocultural Paradigm in Medical Anthropology: A Critical Review", *Medical Anthropology Quarterly*, New Series (Sept. 1992), Vol. 6, No. 3, pp. 217 - 218.
② Alexander Alland, *Adaption in Cultural Evolution: An Approach to Medical Anthropology*, Columbia University Press, 1970, p. 50.

学、心理学研究的对象,而人类学家较为关注前两种机制。①

(一) 疾病与基因变异

根据进化论的观点,生物进化包括基因变异与自然选择两个过程。基因变异通过自然选择、基因迁移、基因突变及其他过程发生在群体层面,而疾病是自然选择的主要因素之一。西非出现可以抵抗疟疾的镰形血球特质基因,是疾病选择引起基因变异的一个具有戏剧性的实例,它表明在一种环境中不利于生存的基因变异在另一种环境中或许就具有适应性。

镰形血球特质基因的演化发生在一个以疟原虫性疟疾(Plasmodium falciparum malaria)为特征的环境中,基因根据镰状结构而非正常的圆盘形的红血球的血红蛋白分子而编码,这种遗传特质会使其携带者死于镰形血球贫血症,但在数量适度时,镰形血球能够保护个体避免死于疟疾,因此被视为对疾病的进化适应。

利文斯通(Livingstone)最早将西非镰形血球特质基因的分布与文化及生物进化,以及二者在特定环境中的互动等因素联系起来加以考察。他试图通过各种相互关联的变量(新技术与作物的传播、热带森林居住地的改变、人口增加、疟疾蚊子的分布、疟疾对人口的影响,以及镰形血球基因对疟疾的影响)的运作,来解释该特质出现的频率差别。他发现,在疟疾严重威胁人们健康的西非地区,镰形血球特质基因使数以万计的人免于疟疾相关的死亡。② 之后,威森菲尔德(Wiesenfeld)进一步深化了利文斯通的研究。在分析东非与西非六十个社会的数据后,威森菲尔德发现,特定类型的农业系统极大地影响到镰形血球特质基因及疟疾的比率。他提出了"人类的生物特性与文化要素一起以一种阶段性的方式相互影响与分化"的假设,即考虑到污浊的环境及当时的农业革新,基因库的生物变异推动了文化的变迁,而后者之前曾导致了新的生物环境的变化;生物变异使文化适应的进一步发展成为可能,而文化适应的发展反过来加大了生物变异的选择压力。③

(二) 文化适应

文化是通过非遗传性的机制代代相传的信息系统。信息的单位多种多

---

① Ann McElroy and Patricia K. Townsend, *Medical Anthropology in Ecological Perspective*, 4th edition, p. 30.
② 福斯特、安德森:《医学人类学》,第 27—28 页。
③ Edward Wellin, "Theoretical Orientation in Medical Anthropology: Continuity and Change over the Past Half-Century", in *Culture, Disease and Healing: Studies in Medical Anthropology*, pp. 55 - 56.

样,有些是物质实体,有些是观念与信仰,还有一些是行为方式。每个人在濡化与学习过程中会部分地复制其中的文化要素,并根据自己的经验与面临的具体问题重新阐释所学的文化规则。

受功能主义的影响,适应理论探究习俗、制度或信仰的功能,即在维持整个社会系统正常运转中的作用或目的。功能论者假设,任何看起来"非理性"的习俗都有其潜在的、无意识的适应价值。在功能主义视角下,一个人发现任何实践的无意识的适应价值都是可能的。当一个文化习俗的影响是积极正向的,人类学家就认为这一习俗具有适应性,即便当地人本身没有认识到其价值。考察各种民族医学实践的适应性功能的这种做法反映了西方的一个文化偏见:人们总是会优先考虑健康,而且疾病最终可以得到预防或控制。

根据适应或不适应来划分各种习俗与禁忌的做法在医学人类学中引发了很大争议,而对于以控制疾病、增进健康为目的的医学体系这种有意识的适应机制,则很少产生争议。每个群体都有旨在保持健康的信息、角色与技能的文化体系,即民族医学体系,该体系包括医疗专家与非专业人士在疾病与健康、分娩、营养、伤残、死亡等方面的信仰与知识,还包括人们期望的治疗者与患者的行为规范,以及治疗者与患者所使用的治疗方法、措施与药物,等等。

四、批评与发展前景

二十世纪八十年代末,生物文化视角受到了持批判视角的医学人类学家的猛烈抨击。在一篇题为"医学生态学的局限:社会分层与社会转型中的适应概念"的文章中,莫瑞·辛格(Merrill Singer)认为:"适应"概念忽视了健康与疾病的政治经济面向,忽视了社会关系在人们健康状况方面的决定性作用;把社会关系的不平等归于环境,不仅将这些不平等合法化为自然的,而且意味着剥削的后果反而成了政治与经济上处于下层的人们"不适应"的表现,从而将人们得病归因于他们"适应能力差",责怪疾病的受害者。因此,"适应"几乎是一个没有价值的概念。[1]

这种批评引发了医学人类学中生物文化研究与"适应"概念的价值之争,

---

[1] Merrill Singer, "The Limitation of Medical Ecology: The Concept of Adaptation in the Context of Social Stratification and Social Transformation", *Medical Anthropology*, 1989(10), pp. 223 – 224.

其后果是,许多生物文化取向的医学人类学家认识到有必要把宏观的社会政治—经济变量纳入其生态学模式之中,在一个更宽泛的意义上界定环境,①并在至少三个层次上进行医学生态学的研究:首先是微生物层次,也就是疾病媒质在人体中活动的层次;其次是文化生态学,其中受社会文化场景鼓励或制约的个体行为使人有了得特定疾病的风险;再次是政治生态学或宏观层次,其中涉及人群之间互动的历史因素决定了不同人获得资源机会的不同,以及他们与物理环境的关系。把政治的向度引入生态学视角,能够解释很多疾病的"非自然历史"。②

生物文化这一源自人类学整体论传统的研究视角从生态学的角度考察疾病与健康,在一定程度上对以文化解释文化的社会文化行为作出了补充,丰富了医学人类学的理论工具箱,为解决医学人类学的理论问题与公共卫生的实践问题作出了一定的贡献。由于它涉及人类学的诸分支学科,因此有潜力为整合当前日益分化的人类学学科提供一个综合的理论框架。

---

① Alan Goodman and Thomas Leatherman eds., *Building a New Biocultural Synthesis: Political-Economic and Critical Perspectives on Human Biology*, University of Michigan Press, 1996.
② Peter J. Marcia and Daniel J. Smith, "Disease, Ecology, and Human Behavior", in *Medical Anthropology: Contemporary Theory and Method*.

福柯的权力观对医学人类学的启发*

米歇尔·福柯（Michel Foucault）是二十世纪最杰出的思想家之一，他的思想与理论至今对历史、艺术、社会学、人类学等学科都有着广泛的影响。福柯最著名的作品《疯癫与文明》、《临床医学的诞生》、《知识考古学》、《规训与惩罚》、《性史》（三卷）等涉及医学、性、身体等主题，与医学人类学的研究密切相关，成为诸多人类学家的灵感来源与理论源泉之一。

进入二十一世纪以来，伴随着国内一些人类学家参与到艾滋病防治相关的研究与实践之中，医学人类学在中国发展迅速。从研究主题看，部分人类学家关注民族或地方的医学知识与实践，另一部分则卷入了与艾滋病相关的议题之中，包括毒品与吸毒、商业性行为、男同性恋、贫困、血液经济等等。① 从理论取向看，一些人类学者致力于民族医学的文化研究，考察疾病与健康问题的社会文化建构，另一些则从政治经济学的批判视角出发，考察塑造疾病与健康问题的权力关系与经济组织。也有少数研究者受福柯的知识—权力观的启发，用生命权力（Bio-Power）的概念分析中国现实问题，从而在文化研究与批判视角这两种理论取向之间搭建起了沟通的桥梁。本文以景军等人对长途卡车司机（以下简称长卡司机）被纳入艾滋病监测的分析，以及司开玲对农民在环境抗争中证明自身受害时所受限制的研究为例，考察福柯的知识-权力观对中国的医学人类学整合两种理论取向的启发。

一、医学人类学的理论取向回顾

医学人类学是采用人类学的理论、视角与方法探讨疾病、健康及治疗相

---

* 本文原载《中央民族大学学报》2013年第5期，略有改动。
① 景军：《穿越成年礼的中国医学人类学》，《广西民族大学学报》2012年第2期。

关认知与行为的人类学分支学科,它主要有两种研究取向:生物人类学的生物文化研究与文化人类学的社会文化研究。前者将疾病作为一个生物学事实,以生态学的"适应"(Adaptation)概念作为分析工具,考察疾病、环境及人类文化之间的动态关系;后者将疾病、健康及治疗作为社会文化事实加以解读,大体又可分为两种取向,即社会文化视角与政治经济学的批判视角。

对疾病、健康和治疗的认知及行为的文化研究一直是医学人类学的核心议题。在文化人类学者看来,文化是一个意义体系,它为人们提供了一个认识世界的透镜。通过各自的文化透镜,人们认识健康并界定疾病,在此基础上组织医疗行为。由于所处地理环境、历史发展等因素的不同,不同的族群形成了不同的疾病认知与应对策略,构成了各不相同的民族医学,成为地方性知识的重要组成部分。[1]

批判视角是受政治经济学派影响形成的一种理论取向,二十世纪八十年代以来成为医学领域的一种突出的理论取向。持这一取向的人类学者多是激进的社会批评家,他们关注左右疾病与健康的权力关系与经济组织,认为社会地位的不平等,性别、种族、职业等差异是阻碍人们获得并维持健康的关键因素。因此,健康本质上是一个政治问题,斗争是获得健康的关键。[2] 他们贯通人类学、历史学、政治科学与经济学等相关学科的知识,关注全球权力关系影响下的健康后果,对导致健康与疾病问题的政治经济结构进行批判,具有很强的政治意识与实践倾向。

十七世纪以来,伴随着西方国家运行方式与政治权力机制的转变,医学逐渐取代传统的宗教与法律,成为社会控制的一种重要制度。随着医学的不断进展,医学知识在生产与维持社会秩序的过程中逐渐被滥用,导致人们日常生活的很多方面以健康的名义被医学化(medicalization),受到医学控制,[3]从分娩、临终,到抽烟、喝酒,从肥胖到瘦弱,以及网络成瘾,等等。医学化是生物医学向社会领域的扩展,以及医学专家的权力与影响向社会领域的扩展。莫

---

[1] 张有春:《医学人类学的社会文化视角》,《民族研究》2009年第2期。
[2] 莫瑞·辛格:《批判医学人类学的历史与理论框架》,《广西民族学院学报》2006年第3期。
[3] Michel Foucault, *Essential Works of Foucault 1954–1984*: *Power*, Vol. 3, Penguin Books, 2000, p. 135.

瑞·辛格认为,在医学化背后起作用的是更为广泛的医疗霸权现象。霸权指的是一个阶级通过与暴力手段不同的结构性方法来控制社会经验与文化生活,它通过重要社会结构的扩展与持续强化得以实现,这些机构拥有某些价值观、信仰、社会规则与法律规章。医患关系就是一种霸权关系。对这种关系的研究表明在更大的社会范围,不平等的等级关系被强化了。在当今世界,全球化是医疗霸权的主要动力。

对医学知识与权力的共谋的认识推动医学人类学家将生物医学纳入学科视野,考察它如何通过医学化掩盖了社会问题与权力关系,强化了社会不平等。几乎同时,受阐释人类学的影响,生物医学被人类学家作为一种文化体系,开始在医学体系的跨文化比较中接受检验,并越来越被视为一种地方性知识与民族医学体系。[1] 遗憾的是,很少有研究将两种理论取向结合起来,考察各种具体的医学知识如何被生产出来,并在实践领域被作为权力的合法性来源发挥作用。

二、福柯的知识—权力观

一般认为,权力是可以被赋予、剥夺、占有、让渡的东西。经典的权力分析主要关注国家、法律与政治领域的权力,探讨谁拥有这些权力、其来源是什么、目的何在等等。而在福柯看来,权力是被运用的,权力只在行动中存在,并在人们的互动关系中发挥作用。福柯很少单独使用"权力"概念,即便使用也是用它指代"权力关系"。权力关系是人类关系中一方引导另一方的行为,权力则是"进行压迫之物,是那个压迫自然、本能、阶级、个人的东西"[2]。

既然权力是"压迫之物",只存在于人们之间的互动中,那么对权力的分析首先应当是对人们互动中的压迫机制的分析。福柯提出的问题是:权力如何被运用?它的运作机制是什么?包括哪些要素?等等。[3] 他倡导从事件/关系的角度认识权力的运作方式,探讨权力关系得以发挥作用的场所、技术及真理

---

[1] Lorna Amarasingham Rhodes, "Studying Biomedicine as a Cultural System", in *Medical Anthropology: Contemporary Theory and Method*, pp. 165 – 182.
[2] 米歇尔·福柯:《必须保卫社会》,钱翰译,上海人民出版社,2010年,第11页。
[3] 米歇尔·福柯:《权力的眼睛:福柯访谈录》,严锋译,上海人民出版社,1997年,第21—29页。

话语,使权力分析成为社会批判的工具。

生命权力①是福柯提出的一个重要的理论概念,它指以提高、管理、繁殖、控制与调节生命为目的的权力。理解生命权力的发展需要辨别两个主要环境,即西方国家的运行方式与政治权力机制的变化。十七世纪以前,国家只是人们达到目的——如国王的荣耀或人民的幸福——的手段,而之后,国家本身逐渐成为目的。也就是说,重要的是国家的实力、财富与权力,而人民只是被当作实现国家目的的资源。为此,人民在日常生活中必须被加以管理、利用,以服务于国家的生存与发展。为了达到这一目的而施加于人们身上的权力,就是生命权力。

生命权力通过两种形式发展起来。一种以身体为中心,对其进行规训,提高其素质与能力,最终生产出既有用又驯服的身体。另一种生命权力形式以人口—生命为中心,它关注生命及作为生命过程的身体,如生育、出生、死亡、寿命、人口质量等等,是对人口的积极调节、干预与管理。② 对身体的规训与对人口的调节构成了两极,生命权力围绕它们在规训社会展开。

在福柯的权力分析中,最能体现其思想特点的就是对知识—权力关系的阐述。福柯指出,知识在现代社会恰恰是权力运作的一个前提条件与重要产物,权力的行使需要相关知识话语的生产、积累、流通与运转,如果没有知识话语从权力出发,并通过权力运用,就无法行使权力,人们屈服于权力进行知识的生产,也只能通过知识的生产来行使生命权力。③ 因此,知识一方面为权力运作提供了必要的基础,另一方面又为权力运作建立了某种不言自明性,使人们将其看作理所当然,是权力合法性的重要来源。④

十七世纪以来,西方国家越来越关注出生、死亡、寿命、健康、居住环境等问题,医学、人口学、流行病学、环境科学等各种知识被生产出来,以支持生命权力的行使。人的生命不仅进入了权力的视野,也进入了知识领域。

在福柯看来,知识包含两层含义。一是人们对事物的理解,是重要的生存手

---

① 景军等学者将"Bio-Power"翻译为"生物权力"。这个概念主要涉及对人的生命的管理、控制,而不涉及其他生物体,因此笔者认为译为"生命权力"更恰当一些。
② 布莱恩·雷诺:《福柯十讲》,韩泰伦编译,大众文艺出版社,第 132—133 页。
③ 米歇尔·福柯:《必须保卫社会》,第 23 页。
④ 李猛:《福柯与权力分析的新尝试》,黄瑞祺主编《再见福柯:福柯晚期思想研究》,浙江大学出版社,2008 年,第 116—122 页。

段,它类似于人类学的"地方性知识"(Local Knowledge)概念,是一种主体认知体系,而非权力实践的工具。二是界定何为真实的真理性断言,是那些被认为与事实最为接近也最能证明事实的知识形式,即真理(Truth)。① 真理被认为具有普遍性与绝对的真实性,一旦某种知识形式被确定为真理,人们就会将其作为对事物进行判断的依据而不加以怀疑。因此,这种知识形式与权力密切相关。

显然,知识的这两层含义存在着很大差别。知识与人们的生活意义密不可分,具有地方性、实践性、多样性、文化性等特点,而真理是脱离了人们的主观世界的一套客观标准,是科学、普遍、一元的。福柯所关注的,是围绕权力的行使被生产出来并被接受为真理的知识形式,它们在现代社会发挥着规训与控制生命的作用。

在传统研究看来,对疾病、健康及治疗的认知是一个族群或社区人民智慧的结晶,是与权力无关的地方性知识,人类学家的任务是将其作为一种意义体系加以解读与阐释,而权力则是消极、负面的东西,具有压迫性,人类学家应对此加以揭示与批判。福柯的知识—权力观则启发人类学家关注权力背后的知识/话语体系,为医学人类学者整合文化与批判两种研究视角,探索新的研究领域提供了理论工具。

受福柯知识—权力观的启发,近年国内出现了结合两种研究取向的努力,它们从事件/关系的角度探讨权力如何借助知识的生产与传播创造出社会成员之间的新关系,以及权力作为一种控制与规训技术得以发挥作用的机制。

三、个案一:长卡司机被纳入艾滋病监测的生命权力批判

疫情监测是艾滋病防治的重要举措之一,它主要采取两种方式:一是利用在诊所与医院发现的艾滋病病例报告,二是针对有特定高风险行为的人群建立哨点监测机制。② 在世界范围内,艾滋病哨点监测的重点人群依艾滋病疫情程度的不同——低流行、聚集流行、普遍流行③——而定。低流行阶段的监测

---

① 樱井哲夫:《福柯:知识与权力》,姜忠莲译,河北教育出版社,2001年,第32页。
② 哨点监测就是在固定地点与时间连续地在有特定高危行为的群体中开展艾滋病病毒检测和风险行为的调查。
③ 低流行是没有任何一个高危人群的感染率超过5%;聚集流行是某一高危人群的感染率超过5%,但普通人群的孕妇感染率保持在1%以下;普遍流行是疫情在普通人群中扩散,普通人群中孕妇的感染率超过了1%。

重点是高风险人群（high risk groups），聚集流行阶段监测扩展到与这些人群有密切关系的人们（如嫖客），普遍流行阶段在继续对高风险人群监测的同时纳入一部分普通人群。

虽然直至 2012 年，中国的艾滋病总体上仍处于低流行阶段，但卫生部却早在 1995 年就针对性病患者、女性性工作者、吸毒者及长卡司机这四类人建立了国家级艾滋病监测点，之后的十多年间又先后将孕产妇、有偿供血者、男男性行为者、嫖客等人群纳入监测范围。那么，将如此众多的人群纳入艾滋病哨点进行监测的依据何在？相关知识是如何生产出来的？哨点监测所行使的生命权力在实践层面如何运作？

针对以上问题，景军等人以长卡司机为例，以福柯的"生命权力"概念作为分析工具，对国家的艾滋病监测工作进行了反思。

景军等人首先辨析了将长卡司机纳入哨点监测所基于的错误假设。根据当时世界卫生组织从部分亚非国家获得的数据，长卡司机中因嫖娼而感染艾滋病的比例较高，我国的长卡司机因此被疾控部门假设为有同类行为的人群，并在 1995 年建立监测哨点时被作为监测的四类高风险人群之一。此外，通过一段时间的知识、态度与行为调查，疾控部门发现国内长卡司机中嫖娼人数较多，使用安全套比例低。因此，将长卡司机作为高风险人群纳入疫情监测似乎有了科学依据。[1] 然而张小虎等人通过集中梳理并分析相关数据后发现，中国长卡司机的艾滋病感染率虽然高于普通人群，但远低于吸毒者、男男性行为者与暗娼等国内其他三类高风险人群，也低于其他一些亚非国家长卡司机的感染率。[2] 一项基于哨点监测的研究在五个城市的 1842 名嫖客中发现，该人群的艾滋病感染率与长卡司机相似。[3] 景军等人指出，该研究中 90% 的受访者来自有色情服务的娱乐场所，但这些场所的感染风险远低于路边店、小发廊等低端性交易场所。也就是说，如果长卡司机面临的感染风险与嫖客相同，其艾滋病感染率应该比娱乐场所的嫖客高出很多才对，但实际并非如此。另外，嫖

---

[1] 景军、张晓虎、张磊：《生物权力法则：长卡司机被纳入艾滋病监测的过程与原因》，《社会科学》2012 年第 10 期。

[2] Xiaohu Zhang, Eric P. E., ETC., "Prevalence of HIV and Syphilis Infections among Long-Distance Truck Drivers in China: A Data Synthesis and Meta-Analysis", *International Journal of Infectious Diseases*, 2012(2).

[3] 景军、张晓虎、张磊：《生物权力法则：长卡司机被纳入艾滋病监测的过程与原因》，《社会科学》2012 年第 10 期。

客人群应由所有有过嫖娼行为的个体组成,但中国长卡司机中有嫖娼行为者仅占19%—30%,因此不能被视为嫖客的同类人群。① 显然,虽然部分长卡司机有嫖娼行为,但该人群充其量属于易感人群。将他们视为高风险人群纳入艾滋病监测的做法缺乏科学依据,它反映了疾控部门对生命权力的滥用。

在这种认识的基础上,景军等人进一步分析了生命权力的运作机制。首先,按照医学伦理学原则,艾滋病监测需要让接受监测者知情并获得其同意,然而在中国,知情同意的获得存在胁迫的问题。景军等人按照人身自由程度,将被纳入哨点监测的八类人分为两大类别:生活在羁押场所内的人群与场所外的人群,然后就这些人群的知情同意作了深入剖析。②

生活在羁押场所的人群包括在收容所与戒毒所关押的暗娼、嫖客及吸毒者。由于这些人群与监管人员之间悬殊的权力关系,只要获得羁押场所领导的同意,疾控部门就可以对他们强行进行艾滋病检测,因此检测对象的知情同意只是一种表面形式。由于在性产业中积累了丰富的生存经验,面临较大风险、年龄较大的女性性工作者能够逃过被羁押的命运。嫖客的情况也类似,拥有金钱或社会关系的嫖客常常在收容过程中被"自动过滤",所以被羁押的嫖客大多限于社会下层。显然,作为一种力量,生命权力在现实运作中并不总能达成其目的,而呈现出复杂多样的面相。

生活在羁押场所外的受监测人群包括长卡司机、性病患者、孕妇、男男性行为者及结核病患者等。景军等人进一步把这些人分为不可支配者与可支配者两类——前者包括男男性行为者与嫖客,后者包括长卡司机、性病患者、结核病患者以及孕产妇,并对不同类别的具体人群之所以"不可支配"或"可支配"作了逐一剖析。

以长卡司机为例。根据一项对公路两边色情场所暗娼的调查,虽然她们接待的客人中有一定比例的长卡司机,但身份为工程老板与生意人的嫖客比例更高。③ 这个案例表明,将长卡司机纳入哨点监测不仅在于其中一部分司机

---

① 王璐:《2009年中国部分城市社区嫖客人群AIDS相关行为与HIV感染率调查》,《中国艾滋病性病》2010年第4期。
② 景军、张晓虎、张磊:《生物权力法则:长卡司机被纳入艾滋病监测的过程与原因》,《社会科学》2012年第10期。
③ 高一飞:《滇西某高速公路建设工地沿线的艾滋病风险与人口流动》,中山大学2008年博士学位论文,第79—80页。

的嫖娼行为,更在于他们的可支配性。

景军等人还从相关政策法规中找到了长卡司机可支配性的来源。1989年,交通部下发《交通运输公共场所卫生管理办法》,其中有两条相关规定。一是交通运输行业经营者要负责对从业人员进行卫生知识培训,由所在地的卫生监督机构负责考核。二是运输公司的职工每年必须进行一次健康检查,取得健康合格证后方准上岗。仅这两条规定就足以将长卡司机变为艾滋病监测中的可支配人群。① 由于卫生监督部门与疾控部门原本都属于防疫系统的分支机构,在长卡司机的常规体检中加入艾滋病病毒检测纯属多部门合作的行为。

围绕长卡司机被纳入艾滋病监测的讨论使我们清晰地看到福柯所说生命权力的特质与运作机制。首先,在建立监测系统之初,疾控部门将长卡司机视为高风险人群,然而其科学依据却来自其他一些国家的长卡司机有较高比例的嫖娼行为并被作为嫖客同类人群的事实。其次,尽管不属于可强制的人群,但与疾控部门关系密切的卫生监督机构对长卡司机的两个证件(长卡司机体检合格证与运输公司卫生合格证)的控制,使得长卡司机最终成为可支配人群,并在常规体检时被加了艾滋病病毒检测。基于此,生命权力得以在长卡司机群体中实施。显然,不仅长卡司机被纳入艾滋病监测所基于的知识/真理话语严重脱离中国语境,而且在此基础上生命权力的实施也建立在不平等的权力关系之上。它通过将处于弱势的可控制群体纳入监测范围,制造出一些常规主体,造成了一种新的社会不平等。就艾滋病防治而言,这种做法不仅使监测结果偏移了监测目的,而且极大地浪费了有限的公共卫生资源。

四、个案二:农民环境抗争中的知识与权力

二十世纪九十年代以来,各地出现了越来越多的工业污染引起的农民环境抗争现象。在环境抗争中,农民如何证明企业的工业污染损害了自身的健康?如何才能证明当地的癌症发病率上升与企业的污水排放有关?他们又是

---

① 景军、张晓虎、张磊:《生物权力法则:长卡司机被纳入艾滋病监测的过程与原因》,《社会科学》2012年第10期。

如何进行抗争的?

司开玲认为,农民在环境抗争中遇到了来自知识—权力机制的限制。[1] 为了厘清这种机制,她首先梳理了现代社会权力所生产出的用于治理环境的知识形式,以及权力—知识的关系。

国家治理环境的合法性来自其对资源的掌控与保护,以及可持续发展的需要。用于环境治理的知识形式主要表现为一系列对"自然"/"环境"以及人口进行客体化、客观化的方式。自然的客观化包括环境的资本化与环境要素的客观化两层含义,它一方面使土地、水等自然要素变成了环境资源,进入了经济学的成本—效益分析框架,另一方面通过将环境要素中的空气、水、土壤等划分为符合标准、不符合标准等层级,进行相应的环境监测,设置排污费征收、环境影响评估等具体措施,建立起了环境治理机制,以保证在利用环境资源的同时避免对环境的破坏超过限度。与此类似,对人口的客体化包括癌症发病率的统计、儿童铅中毒人数统计等。癌症发病率、铅中毒人数等也被划分为正常、非正常。以上两种追求"客观化"知识的形式越来越脱离普通人的身体体验,转变为专业技术人员才能掌握的专门知识。

对自然及人口进行客观化的知识体系是权力生产的结果,它反过来成为国家所倚重的"审判性真理"。"审判性真理"即权力实践所倚重的知识形式,它是对知识或事件真与假的判定,同时也是那些能够具有合法性的知识的来源。没有权力的人同样拥有关于"真理"的认识,他们主要通过看、听、嗅等感官体验与记忆呈现自己对于何为真实的界定,这是一种"地方性知识"。"审判性真理"与"地方性知识"两种话语交错进行,构成了环境抗争中的知识—权力图景。[2]

在遭受工业污染的侵害后,农民主要通过上访、环境诉讼及暴力或非暴力性集体行动三种形式进行抗争。无论哪种形式的抗争,农民都需要提供自己受害的证据。早期在环境抗争中,受害农民的感官体验与描述被作为不证自明的事实与证据,起着"审判性真理"的作用。但随着监控技术的发展,"审判性真理"越来越倚重环境科学、流行病学等相关学科,转变为由监控而产生的

---

[1] 司开玲:《知识与权力:农民环境抗争的人类学研究》,南开大学2011年博士学位论文。
[2] 司开玲:《知识与权力:农民环境抗争的人类学研究》,第14—22页。

一系列文件、报告、数据与信息。在这种语境中，企业是否造成污染、污染是否符合标准等问题需要通过一整套监测、检测、化验等手段来证明。环保部门提供的是超标或不超标的环境检测指数，疾控部门提供的则是疾病与污染的相关性分析。由于农民的健康还会受到其他因素的影响，因此即便检测出企业污染指数超标，也不一定能证明农民得病与污染有关。①

在"审判性真理"的要求下，对人体是否存在危害的断言权力越来越集中到了相关专家手中，农民通过身体体验与感受得来的认识——刺鼻的气味、身体的不适、村里癌症人数的激增等等——难以得到法庭的认可，这迫使农民尝试通过具有"合法性"的知识形式来证明自身受害与工业污染的关系，比如对企业的排污过程进行录像、为自身的受害要求检测等等。

地方环保部门的职责不仅是保护环境，而且还要通过行使断言环境污染对人体是否有危害的话语权来保护人民的身体健康。那么在农民的环境抗争中，地方环保部门与环保官员的地位又是怎么样的呢？

在司开玲的分析中，地方环保官员的处境耐人寻味，他们不仅存在位置的模糊性，而且其身份也是模糊的。

从位置上讲，环保部门是地方政府的职能部门之一，它的人、财、物均由地方政府任免、控制、支配。然而在业务上，地方环保部门又受上级环保部门的管理、监督。对于地方政府来说，集中力量发展经济是国家赋予的权力，它同样要求当地环保官员为经济发展保驾护航。而上级环保部门则以保护环境为核心价值，要求下级环保官员以此为工作重心。就这样，保护生态环境与维护地方经济发展的双重任务都落在了基层环保官员的肩上。这种结构上的模糊性使基层环保官员处在夹缝中，行动上左右为难，处处受到掣肘。

从身份上讲，环保官员处于一种复杂的模糊状态。官员与科学家本来属于不同场域。在行政体系中，行动规则围绕权力的正确行使，其合法性来源于公众对"公正"的期待；在科学场域，行动规则围绕资料的客观呈现，其合法性来源于公众对"真理"的期待，以及由此产生的对知识权威的服从。然而在现实中，基层环保官员却既是地方政府的工作人员，又是掌握环境监测技术的环

---

① 司开玲：《农民环境抗争中的"审判性真理"与证据展示——基于东村农民环境诉讼的人类学研究》，《开放时代》2011年第8期。

境专家。"由于权力结构位置上的模糊性,使得这些专家从独立的第三方沦为依附性的第三者。"作为行政体系的附属,他们运用科学的监测技术,对当地的环境状况进行"客观"判断。① 至于其判断真实与否,外人不得而知。

司开玲的研究表明,正是这种身份与位置的模糊性,使得基层环保官员常常在官员与科学家两种身份、经济效益与环境保护两种价值取向之间摇摆。当他们为了地方经济发展选择"官员"立场时,就不得不放弃行使保护环境与人民健康的生命权力,成为企业"环评合格"、"达标排放"的证人;当为了环境或污染受害者的健康而选择"科学家立场"时,他们又常常会因"干扰企业生产秩序"、"阻碍地方经济发展"而受到批评乃至处分。一旦污染事发,他们又成为承担责任的替罪羊而被迫"出局"。而在更为弱势的农民看来,地方环保官员很少能够在自己的生命健康受到威胁时发挥作用,这又会诱发受害者通过暴力手段解决企业污染给自己带来的危害。②

福柯指出,现代社会最重要的是国家的实力、财富与权力,而无论生命还是自然环境,都作为资源起作用。③ 司开玲的研究提醒我们,虽然以"让人活"为宗旨的生命权力是当今国家居于主导的权力形式,但当它与更为根本的国家目标、更强大的经济话语发生冲突时,"生命"只能让位于"利益",这是环保官员行使生命权力所面临的困境。

五、结语

医学人类学一直在努力探索一条介于强调疾病的社会文化建构及意义,与强调疾病及健康的政治经济之间的道路,而福柯的相关研究为这种探索提供了一座方便的桥梁。福柯的理论概念与研究视角的力量之一,在于它指出了社会结构如何影响并形塑个体生活,以及权力如何借助知识的形式,不知不觉在社会互动的各个层面发挥作用。④

---

① 司开玲:《试论农民环境维权的困境——基于对基层环保官员位置模糊性的思考》,《理论界》2011年第9期。
② 司开玲:《试论农民环境维权的困境——基于对基层环保官员位置模糊性的思考》,《理论界》2011年第9期。
③ 米歇尔·福柯:《必须保卫社会》,第32页。
④ Helle Samuelsen and Vibeke Steffen: "The Relevance of Foucault and Bourdieu for Medical Anthropology: Exploring New Sites", *Anthropology & Medicine*, 11(1), pp. 3–10.

景军等人与司开玲的研究是国内学者利用福柯的知识—权力理论概念贯通医学人类学的两种理论取向的开拓性努力。一方面,他们摆脱了传统人类学把关于健康与疾病的知识作为一种文化体系加以研究的路径,而从知识—权力的关系角度出发,考察相关知识如何形成并发挥作用,这使得知识不再是一个封闭的体系,而具有很强的实践性。另一方面,他们也摆脱了批判视角简单地把权力作为一种压制性力量的研究,而是将它作为具有生产性的积极力量纳入事件/关系之中,考察权力得以发挥作用的知识/真理基础,以及权力复杂多样的运作机制。

　　这两项研究展现了福柯的权力观对于医学人类学所具有的巨大潜力,它在传统上处于隔离状态的两个研究路径之间架起了一座桥梁,为医学人类学研究提供了新的范例,开启了医学人类学研究的新路径与新领域。

污名与艾滋病话语在中国*

尽管由于医学科学的进展,人类在疾病认知与应对方面取得了重大突破,但与疾病相关的恐惧与社会歧视并没有就此消除。从鬼祟附体、神灵惩罚到道德败坏,人们变换着对精神疾病、麻风病、性病等疾病的阐释与表述,继续对患有某些疾病的人进行隔离、排斥、羞辱等。这些不公正待遇不但加重了病人及其家人的痛苦,也恶化了病人与正常人之间的关系,影响了疾病的有效防治,甚至成为社会不安定因素。

迄今为止,恐怕没有哪一种疾病产生了像艾滋病一样深远的影响。在短短的二十余年间,艾滋病冲决一切地域、民族、经济、政治、文化、宗教的藩篱,席卷全球。在撒哈拉以南非洲地区,艾滋病已经成为"第一杀手"。艾滋病对于当地的人口、家庭、社会经济等产生了巨大的消极影响。人均寿命缩短,贫困加剧,家庭解体,许多国家甚至出现了青壮年劳动力缺乏的现象。①

与艾滋病相关的社会歧视也伴随着艾滋病病毒席卷全球。研究证明,即使艾滋病在世界范围内都被与暗娼、吸毒、同性恋、性行为混乱联系在一起,受到歧视,但在不同的社区中,歧视的原因和形式都可能是完全不同、独一无二的。艾滋病最初在美国被命名为"男同性恋者免疫缺陷症",其后在流行的相当长的一段时间里,艾滋病被视为"男同性恋者的瘟疫"(gay plague),一直受到歧视,对艾滋病的歧视成了对同性恋憎恶的象征性表达。在南非,1998年12月,一位非政府组织的女性志愿者在世界艾滋病日公开自己是艾滋病病毒感染者后,被住在德班(Durban)附近的邻居用石头打死;在印度,艾滋病病毒感染者与病人成为新的贱民阶层,被医务工作者、邻居和雇主回避;在坦桑尼

---

* 本文原载《社会科学》2011年第4期,略有改动。
① 吴尊友:《艾滋病的流行与世界》,靳薇主编《中国面对艾滋:战略与决策》,国际中国文化出版社,2004年。

亚农村,艾滋病被归因于中了魔法,患病的人为此蒙羞。

艾滋病的相关歧视程度是如此之深,使得医学与公共卫生领域把它作为艾滋病疫情发展的最高阶段。也有学者提出歧视本身已经成为一种流行病,应加以研究与控制。① 尽管反污名运动在很多国家展开,但艾滋病的污名化却越来越严重。② 2002年,时任联合国艾滋病规划署主任的皮奥特(P. Piot)博士指出,污名给国际社会艾滋病关怀治疗服务造成了极大障碍。③ 由于污名的诸多表现之一是人们不愿意接受HIV检测或暴露其感染的身份,因此削弱了卫生服务的有效性,这一断言至今仍然有效。

由于艾滋病污名与歧视,中国面临着同样的问题。一项对2000名HIV感染者的调查发现,87%的女性应答者与79%的男性应答者表示如果感染者身份暴露,他们最关心的是对他们的风言风语和歧视。④ 联合国人口基金在2500名青年中作了调查,其中有60%的人认为应该隔离HIV感染者。⑤ 作为这一态度的反映,几乎整个社会都默许对HIV感染者的区别对待,许多人默认甚至漠视在一定意义上对这一特殊人群的惩罚。一些地方甚至作出了带有歧视性的立法规定,比如成都的地方法规规定HIV感染者、艾滋病人不能进入公共泳池、公共浴室。在中国,一旦暴露身份,HIV感染者将面临失业;另一个身份暴露的后果是,HIV感染者的孩子在学校会受到排斥与歧视。

一、学术视野下的污名

戈夫曼(Erving Goffman)的研究是对污名进行学术探讨的起点。在其影响深远的关于污名的作品中,戈夫曼将污名定义为一种"很不名誉的"特质,这一特质不仅使人"区别与其他人",而且是人们"一点不期望得到的"。⑥ 戈夫曼用污名一词指被贴上该标签的人有一些为他所属文化不能接受的状况、属

---

① Gregory Herek and Eric K. Glunt, "An Epidemic of Stigma: Public Reactions to AIDS", *American Psychologist*, Vol. 43, No. 11, 1988, pp. 886 – 891.
② Fogarty International Center, "Stigma and Global Health: Developing a Research Agenda", http://www.stigmaconference.nih.gov, 2001.
③ P. Piot, *Report by the Executive Director*, UNAIDS, Rio de Janeiro, 2002 – 12 – 14.
④ UNAIDS & Partners, *The China Stigma Index Report*, UNAIDS Beijing Office, 2009.
⑤ UNFPA, "The Situation of Children and HIV / AIDS in China", a paper for East Asia and Pacific Consultation on HIV / AIDS and Children, Hanoi, Vietnam, 24 March, 2006.
⑥ Erving Goffman, *Stigma: Notes on the Management of Spoiled Identity*, Simo & Schuster, 1963, pp. 1 – 5.

性、品质、特点或行为,这些属性或行为使得被贴标签者产生了羞愧、耻辱乃至犯罪感。他进一步区分了三种污名类型:对身体的厌恶,比如身体残疾;个人品质的污点,如精神疾病、吸毒及同性恋;以及部落的污名,比如建立在对种族、民族与宗教态度上的偏见。①

戈夫曼的作品发表之后的几十年间,社会科学研究者考察了很多污名化的状况,尤其是与麻风病、②精神疾病、③残疾④和艾滋病⑤等疾病相关的污名。

这里,污名研究存在的两个严重不足值得我们关注。首先,大多数研究是基于那些施加污名者的感觉与态度,而不是被污名者活生生的经历与感觉。⑥其次,污名的定义不够严格与科学,并且多被用于个体,而忽视了塑造个体遭遇的社会文化语境及过程。⑦

针对这些批评,林克(Bruce G. Link)与费伦(Jo C. Phelan)通过界定污名的五个相关部分,重新概念化了污名。第一是贴标签——人与人之间的区别被强调并贴上了标签。通过这一过程,被贴标签者就与其他人产生了显著的差异。第二,当把这些被贴上标签的人分在了负面的一类,并在文化和心理上形成了一种社会成见与思维定势后,污名就产生了。第三,与污名相联系的人继而被分离为"他们",而不是"我们"中的一员。一旦这种区分被主流文化所接受并利用,通常会导致社会隔离。第四,作为以上过程的结果,带有污名的个人丧失生

---

① Erving Goffman, *Stigma: Notes on the Management of Spoiled Identity*, pp. 1 – 5.
② Opala Joseph and Boillot Francois, "Leprosy among the Limbo: Illness and Healing in the Context of World View", *Social Science & Medicine*, No. 42, pp. 3 – 19.
③ Patrick W. Corrigan and David L. Penn, "Lessons from Social Psychology on Discrediting Psychiatric Stigma", *American Psychologist*, No. 54, 1999, pp. 765 – 776. C. Jo Phelan, Bruce G. Link, Stueve Ann and Bernice Pescosolido, "Public Conceptions of Mental Illness in 1950 and 1960: What is Mental Illness and is it to be Feared", *Journal of Health and Social Behavior*, No. 44, 2000, pp. 188 – 207.
④ Cahill Spencer and Robin Eggleston, "Reconsidering the Stigma of Physical Disability", *Sociology Quarterly*, Vol. 36, No. 4, 1995, pp. 681 – 698.
⑤ Gregory M. Herek and Eric K. Glunt. "An Epidemic of Stigma: Public Reactions to AIDS", *American Psychologist*, Vol. 43, No. 11, 1988, pp. 886 – 891. Paul Farmer, *AIDS and Accusation: Haiti and Geography of Blame*, University of California Press, 1992.
⑥ Bruce G. Link and Jo C. Phelan, "Conceptualizing Stigma", *Annual Review of Sociology*, Vol. 27, 2001, pp. 363 – 385.
⑦ Veena Das, "Stigma, Contagion, Defect: Issues in the Anthropology of Public Health", paper presented at an international conference on Stigma and Global Health organized by the National Institute of Health, Maryland, USA, 5 to 7 September, 2001. Bruce G. Link and Jo C. Phelan, "Conceptualizing Stigma", *Annual Review of Sociology*, Vol. 27, 2001, pp. 363 – 385.

活机会和社会地位,在就业、住房、教育、婚姻等方面遭受歧视和区别对待。最后,被污名化的程度完全视社会、经济和政治权力的可及性而定。也就是说,除非一个社会群体具有足够的资源和影响来左右公众对另一个群体行动的态度,否则污名根本就无法存在。因此,他们用污名这个术语指"贴标签、形成成见、隔离、地位丧失与歧视等要素同时发生在一个社会中的情况"①。

林克与费伦还进一步指出了"结构性污名"的存在。结构性污名指制度化的污名状况,比如导致被污名化者不利状况的政策与社会惯例。此外,他们呼吁学者关注"污名的内化",也就是被污名化的人最终接受了他人的歧视行为及主流社会关于其地位低下的观点。

二、中国的艾滋病污名研究

在中国,艾滋病相关的污名与歧视受到了政府与学界的关注。流行病学研究者多采纳来自西方学界的 KABP 工具,即把知识(Knowledge)、态度(Attitude)、行为(Behavior)与实践(Practice)的测量作为研究的起点。这些研究发现,恐惧、②误解③与道德化④是 HIV 污名的主要根源。而社会科学研究者采取了一种不同的进路,他们倾向于把污名作为 HIV 之意义的社会文化建构来理解,它本身是社会价值与信仰的一个结果。⑤ 另一些学者还从人权与医学伦理学的角度研究 HIV 污名。⑥ 这些研究的一个最重要的发现是,公众以两种完全不同的方式认识 HIV 感染者:一方面,感染 HIV 的吸毒者与商业性服务人员被污名化是因为他们的行为是不道德或违法的;另一方面,那些通过卖血、输血及母婴途径感染 HIV 的人则被视为"无辜的受害者",因此与他们相

---

① Bruce G. Link and Jo C. Phelan, "Conceptualizing Stigma", *Annual Review of Sociology*, Vol. 27, 2001, pp. 363 – 385.
② Cao Xiaobin, Sheena Sullivan and Xu Jie, et al., "Understanding HIV-Related Stigma and Discrimination in a 'Blameless' Population", *AIDS Education and Prevention*, Vol. 18, No. 6, 2006, pp. 518 – 528.
③ Qian H. Z. and Wang N. et al., Association of Misconceptions about HIV Transmission and Discriminatory Attitudes in Rural China, *AIDS Care*, Vol. 19, 2007, pp. 1283 – 1287.
④ Martha B. Lee and Wu Zunyou, et al., "HIV-Related Stigma among Market Workers in China", *Health Psychology*, Vol. 24, No. 4, 2005, pp. 435 – 438.
⑤ 翁乃群:《艾滋病的社会文化建构》,《清华社会学评论》2001 年第 1 期。景军:《艾滋病谣言的社会渊源:道德恐慌与信任危机》,《社会科学》2006 年第 8 期。
⑥ Qiu Renzong, "A Proposal to the Legislation and Law Reform in Relation to AIDS in the People's Republic of China", manuscriptin English.

关的污名是由缺乏对HIV传播途径的认识产生的恐惧心理引起的。

一些学者已经指出,公众把HIV感染者分为"不道德的受害者"与"无辜的受害者"来自各种政治与社会力量。① 在二十世纪八十年代中期国内最早出现HIV感染者病例时,中国政府认为艾滋病是资本主义腐朽生活方式的典型疾病,只在资本主义社会存在。九十年代中国的HIV感染病例数量开始上升时,政府将它界定为只是一种性传播疾病,从而深深塑造了社会公众关于HIV传播的特定途径的想象。然而到了世纪之交,成千上万曾经卖过血的中原地区的农民被发现感染了艾滋病病毒。这时,政府的论调发生了变化,从指责转变为调和。很显然,HIV在中国至少部分地是通过血液经济与公立医院的输血行为传播开的。由于保证临床用血的安全是政府的直接责任,政府决定在血液交易一度猖獗的中原农村地区开展抗病毒治疗项目,而无视中国只有五种抗病毒药物的事实,这些药物只够一线治疗。此时,政府对HIV感染者的态度经历了一个概念转变,"无辜的受害者"这样一个新的范畴被加进了官方的HIV修辞中。

如果就此得出结论,认为公众对HIV的认识在中国完全受政府自上而下灌输方式的引导,那就过于简单化了。事实远比这复杂。在围绕艾滋病的话语形成的过程当中,媒体与公共卫生领域的作用也不容忽视,他们的观点主宰了政府与一般公众的认识。下面将分析这两个群体在HIV污名的制造与延续方面所起的作用。

三、大众传媒与艾滋病歧视

在塑造公众对艾滋病的看法方面,新闻媒体的作用得到了广泛的认可。但是在中国,人们对于媒体在减少HIV污名方面的能力有一种盲目的信仰。研究新闻媒体的学者认为,HIV污名源自人们普遍缺乏医学知识,因此新闻媒体的主要作用是教育大众。② 其潜在的假设是,当公众的艾滋病知识增加时,

---

① 翁乃群:《艾滋病的社会文化建构》,《清华社会学评论》2001年第1期。张有春、李晓林:《艾滋病宣传报道中的歧视现象研究》,《中国健康教育》2005年第6期。景军:《艾滋病谣言的社会渊源:道德恐慌与信任危机》,《社会科学》2006年第8期。潘绥铭、黄盈盈、李楯:《中国艾滋病"问题"解析》,《中国社会科学》2006年第1期。
② 李希光、周敏:《艾滋病媒体读本》,清华大学出版社,2005年。

HIV 污名就会相应减少。这也是中国艾滋病健康教育的基础,但这种观点过于乐观。比如,在医务工作者中广泛存在的 HIV 污名表明,知识越多污名越少的假设是科学主义的幻想。掌握了大量的艾滋病知识不一定就能够消除污名与歧视。在最坏的情况下,这种假设忽视了林克与费伦所描述的结构性污名的力量,即通过政策与法律产生的制度化歧视的巨大影响。

中国新闻媒体在艾滋病发端的一开始就予以很大关注。1985 年,一位美国人在北京的一家医院看病时血液检测出 HIV 呈阳性,成为中国发现的第一例感染者。随后,《人民日报》出现了二十多篇对艾滋病①的报道。其中一篇报道《谈谈"超级癌症"——爱滋病》对艾滋病的介绍比较典型:"人们往往谈癌色变。现在又有一种所谓'超级癌症'——爱滋病,更令人生畏……这种病被人们称为'超级癌症'、'新瘟神'、'令人惊恐的疾病'或'不治之症'。……爱滋病的传播速度是比较快的。现已证实,该病可以通过多种途径传播,如:同性恋的性接触、异性性交、接吻、输血、输液、哺乳,共用刮脸刀、牙刷、脸盆、毛巾等,也可使人受到感染。患者的精液、血液、唾液、汗液和眼泪等,均含有这种病毒。"②

《人民日报》的第一波报道为艾滋病在中国的报道定下了基调,即把它作为西方人的疾病与传染性癌症。到了八十年代后期,由于从很多人尤其是性工作者与吸毒者中检测出 HIV,新闻媒体不再把艾滋病描绘为西方人的疾病,而是把"西方资本主义生活方式"作为人们感染 HIV 的途径。之后,这种贴标签的做法开始显现了其效果,因为有这两种行为的人群很容易被划入这种负面标签的范畴。③

到了九十年代早期,一个接一个的 HIV 感染者在沿海城市被发现。在面对前来求医的感染者时,这些地区的医务人员或全副武装、如临大敌,似乎病毒可以通过空气或简单的身体接触传播,或以各种原因将 HIV 感染者拒之门外,不给对方提供治疗。医务工作者的这些过度的保护措施没有逃过媒体的关注,它们被媒体作为防护 HIV 的必要措施加以渲染报道,成为人们应对 HIV

---

① 最早译为"爱滋病"。
② 马文飞、范正祥:《谈谈"超级癌症"——艾滋病》,《人民日报》1985 年 10 月 31 日。
③ 潘绥铭:《艾滋病在中国——性传播的可能性究竟有多大》,第一届全国艾滋病性病会议论文,2001 年 9 月 21 日—25 日。

感染者的重要参照。

同时,国内媒体还开始把 HIV 作为公众的性态度发生变化的一个警示。与五十年代早期到七十年代后期把性作为生殖的工具相比,八十、九十年代人们对性有了新的看法。尤其是年轻人开始从快感、亲密关系与个人自由等角度看待性。为了防止可能发生的性革命,新闻媒体开始妖魔化艾滋病,把性道德与 HIV 的性传播联系起来,导致了大规模的"恐艾症"。①

然而到了二十一世纪初,中原地区有偿供血人员中出现了艾滋病疫情,由于感染者不再是道德上有缺陷的人,媒体把 HIV 与不道德联系起来的成见面临极大的挑战。在这种情况下,"无辜的受害者"的标签被制造出来。与此相应,"艾滋孤儿"、"艾滋妈妈"、"艾滋村"之类耸人听闻的词被大量使用,戏剧化了"无辜的受害者"的苦难。在尚没有一个 HIV 感染者出现在电视节目中的情况下,HIV"无辜的受害者"被邀请接受电视采访。媒体没有想到的是,尽管报道者使用了"无辜的受害者"这一标签,但接受采访者还是受到了可怕的歧视。卖血感染 HIV 的小魏与老纪的经历就是一个例子。2004 年"艾滋病日"前夕,中央领导参观了佑安医院,与小魏和老纪握手并与他们亲切交谈,鼓励他们好起来,党、政府与社会都会支持他们。在艾滋病日和之后的一周,中央领导接见小魏与老纪的新闻在电视上一次次播放。很快,小魏的爱人从老家打来电话,说村长要把他们逐出村子,原因是小魏感染了 HIV,引起了村民的恐惧。最后在巨大的压力下,他们家只好搬出了村子。这次电视采访是老纪第一次暴露感染者身份,之后他也遭遇了同样的经历。同学们开始躲避他的儿子,村民不再让他的妻子进入自家,邻居甚至不让他家养的鸡在外面跑,因为他们也怕被感染。显然,村民都知道小魏与老纪是无辜的受害者,但官方与媒体话语中带有同情意味的标签却产生了完全不同的社会反响,小魏与老纪不仅没有得到村民的同情,反而遭受了各种敌意。即便国家领导人握手慰问的新闻也没有说服人们不害怕艾滋病、善待 HIV 感染者。

四、卫生机构与 HIV 污名

苏珊·桑塔格(Susan Sontag)曾指出,疾病的隐喻很容易被作为一种社会

---

① 潘绥铭:《艾滋病在中国——性传播的可能性究竟有多大》,第一届全国艾滋病性病会议论文,2001 年 9 月 21 日—25 日。

动员或政治迫害的工具,产生极为不良的社会影响。① 在描述艾滋病病毒及其影响时,我国的医学界混杂了疾病与战争的隐喻。在这一语境中,描述 HIV 的词汇包括"生命杀手"、"人体免疫系统与防御系统的侵犯者"、"潜伏在人体"等,涉及易感人群或 HIV 感染者的词汇包括"目标人群"、"桥梁人群"、"高危人群"等,艾滋病防治工作则是"抗击艾滋"、"艾滋病战役"等富有煽动性与火药味的语言。而且公共卫生领域每年要更新死亡人数与新感染人数,以提醒人们"艾滋战役"的残酷与艰巨性。

在描述艾滋病的术语中,有不少在国际公共卫生领域被普遍使用,但一旦被翻译成中文,常常就更具有隐喻性与威胁性。比如,当"high-risk group"这个词被翻译成"高危人群"后,就偏离了原义,不再指容易感染 HIV 的风险人群,而是被理解为"非常危险的人群",似乎他们的存在会对大众造成威胁。词语含义的变化意义重大,它反映了医疗机构对易感人群的看法:这些人是公众的威胁。

卫生部门对艾滋病的态度比较矛盾。一方面,他们必须把艾滋病作为一个健康问题而非疾病问题来处理。另一方面,HIV 与性行为、静脉注射吸毒的密切联系使它不可避免地成为一个道德问题,即便对卫生工作者也是如此。这一矛盾表现为保护 HIV 感染者权利的政策法规与医疗机构把感染者视为公众健康的威胁这两种观点之间的张力。根据前卫生部长张文康的观点,国家的艾滋病相关政策法律有两项功能:首先,保护 HIV 感染者及其家人的基本权利;其次,这些人可能给社会造成的潜在危害必须要考虑在内,必须以法律限制并管理其行为。② 医疗卫生部门必须同时履行两项职责,因为它既有义务保护病人的权利,也有义务制定行为规范,使病人的行为符合各种公共卫生制度的要求。在这两者中,卫生部门更为关注第二项功能,它制定了很多严苛乃至不切合实际的管理规定,通过迫使 HIV 感染者服从这些规定来保护公众的利益。

比如,2009 年 11 月,甘肃省卫生厅下发了《甘肃省艾滋病检测阳性结果告

---

① 苏珊·桑塔格:《疾病的隐喻》,程巍译,上海译文出版社,2003 年。
② 张文康:《在第一届全国艾滋病防治工作会议上的讲话》,卫生部疾控司第 28 号,1996 年 10 月 17 日。

知规范(试行)》,规定所有在甘肃检测出 HIV 阳性的人必须在一个月内将自己的感染状况告知配偶或性伴侣,告知必须是面对面的,之后感染者的配偶或性伴侣也要进行 HIV 检测。如果有人不服从这一规定,并与其性伴侣发生了无保护的性行为,将被视为故意传播艾滋病,依法承担民事赔偿责任;构成犯罪的,将依法追究刑事责任。①

甘肃省卫生厅的这一规定是国家最早出台的关于 HIV 感染者暴露的法规。此前,HIV 身份暴露既非强制性也与犯罪无关。与强制暴露相关的一个问题是其不切合实际。孙咏莉与何明洁的研究表明,在得知检测结果后,HIV 感染者不愿意马上将结果告知其配偶或固定性伴侣,这与他们的精神状况有很大的关系,比如害怕死亡、绝望等,而不是想蓄意造成对他人的伤害。② 他们还需要时间考虑配偶与性伴侣能不能承受这个消息。强制暴露的另一个问题是,它把对公众的可能益处建立在把感染者没能将感染状况告知其性伴侣的行为作为犯罪的基础之上。强制暴露向公众透露了这样一个信息:这些人是自私或道德败坏的,因此如果他们没有能保护其他人,就需要被提醒这种行为的法律后果。

结语:改变主导性艾滋病话语是关键

公共卫生界认为,中国的艾滋病流行有三个独特的驱力:性、毒品与血液贸易。我们还可以说,污名也是其流行的一个有力的驱动。由于存在社会排斥、开除工作、拒绝录用、不提供医疗服务,设置就学、就医、工作、生活障碍等等现象,HIV 感染者面临巨大压力,处于无助的状态。他们害怕采取预防与治疗措施,包括定期体检、将检测结果告知性伴侣或配偶、进行抗病毒治疗、从家庭及社区获得支持。由于医疗卫生界与新闻媒体在艾滋病领域的强势话语已经给 HIV 感染者贴上了诸多负面标签,反歧视的一个迫切任务是首先改变主导性话语。通过科学教育,我们可以消除公众对日常接触感染艾滋病的恐惧,

---

① 金奉乾:《患艾滋 30 天内须告知性对象》,《西部商报》2009 年 11 月 10 日。
② Sun Yongli, "Disclosure and Condom Use after HIV Diagnosis", in Jing Jun and Heather Worth eds., *HIV in China: Understanding the Social Aspects of the Epidemic*, University of New South Wales Press, 2010, pp. 139 - 158. He Mingjie, "The Central Place of the Chinese Family in HIV Narratives", in Jing Jun and Heather Worth eds., *HIV in China: Understanding the Social Aspects of the Epidemic*, pp. 158 - 174.

但是对艾滋病的道德评判却不是一个科学问题。改变公众将艾滋病道德化的倾向,消除相关歧视,关键在于从根本上转变新闻媒体与医疗卫生界的态度,因为他们主导着关于艾滋病的话语权。要改变这种话语,新闻媒体与卫生界必须停止把艾滋病道德化的做法。

中 编
疾病、文化与求医行为

  随着全球化进程的日益加速,人员、信息、资本、技术等要素的跨地区、跨国界快速流动,越来越多的地方出现了多种医学并存的现象,医学多元主义(medical pluralism)成为一种普遍的社会现实。在这一过程中,作为一种现代医学,生物医学在世界范围内快速传播并渗透,地方性的民族医学受到了极大的冲击。能否自证其科学性,似乎成了这些医学是否具有疗效,进而获得话语权与生存空间的关键。

  然而对普通民众而言,一种医学是否有效是基于其日常经验,而不是来自科学话语,不同医学之间也是互补而不是冲突、竞争的关系。患者根据自己的经济状况、医学知识、生存环境、病痛体验等因素,在不同医学之间作出选择,以使自己恢复健康,而不执着于任何理论解释。就此而言,医学多元的现实并不一定会给人们的选择带来困扰,人们的求医问药行为(health-seeking behavior)而非医学知识才是人类学家合适的关注点。 对于经济状况一般的家庭与个人而言,求医问药行为常常不是选择哪种医疗方式的问题,而首先考虑的是费用如何、严重程度如何、能不能支付得起。北方农村地区"灶连炕"引起的儿童烧烫伤是一种地方性、季节性的公共健康问题,使很多家庭"因病致贫"。"灶连炕"的客观风险是显而易见的,为什么人们不进行主动干预?究其原因,可以看出农民在教养过程中常常无视儿童的身心与认知发展的阶段性特点,过早地要求他们"听话"、"懂事"与顺从,这种传统儒家理念构成了一种风险文化,它将安全与健康责任转移到了身心尚不成熟、行为缺乏稳定性的儿童身上,导致了包括烧烫伤在内的意外伤害在儿童中的多发。

医学人类学是探讨生老病死的学科。"老"既涉及因身体机能退化引起的衰老及病痛,也涉及随之出现的养老问题。随着我国老龄化进程的加快,过去十多年间国内出现了大量关于养老及安宁疗护的医学人类学研究,然而如果我们将养老过分问题化,过于强调家庭、社区与政府的责任,则有可能忽视老人的主体性,使他们陷入"被养老"乃至"等死"的状态,影响他们对生存意义与价值的主动探寻。对于有固定工作的城市居民而言,退休后的生活、心理等的确会发生断裂式的变化,引发适应与调适问题,但对于农村居民来说,生活一直是一个稳定而持续的过程,身体老化逐渐出现的问题是家庭问题的一部分,而不是需要单独处理的问题。

人类学视野中的民族医学疗效评价*

在我国,除西医①与中医②作为制度化的医学在各地医疗卫生体系中发挥着重要作用外,藏族、蒙古族、壮族、维吾尔族、彝族等少数民族的医学,以及萨满巫师、民间正骨师等民间医疗也不同程度地参与其间,共同构成了我国多元医学并存的现实。在医学多元的文化语境中,不同医学的疗效及其背后的话语、支撑它们的政治经济力量的消长、医学在市场培育与占有过程中的优劣等各种力量在其中角逐互动,共同塑造了医学多元的格局。

自西医近代传入我国以来,各种民族医学就一直承受着巨大的生存压力与挑战。不仅萨满治疗、巫医占卜等治疗仪式被斥为迷信与落后,直接排除在可行的医疗实践之外,即使中医、藏医等系统化的医学也需要证明自身的科学性,以作为自身存在的合法依据。而西医虽然在实践层面存在文化差异,其知识体系也在受质疑的基础上不断发展变化,但仍被视为唯一严格的科学医学。在科学主义甚嚣尘上的今天,"是科学则存,非科学则亡"似乎已成为人们判定民族医学存废的标尺,以西医的生物化学药物原理为"试金石"考察民族医学药物的效用也已成为医学界的惯常实践。虽然人文社会科学领域对把医学作为科学的认识提出了质疑,③但这种观点并没有在临床实践层面产生任何影响。

---

* 本文原载《中央民族大学学报》2011年第3期,略有改动。
① 西医(Western Medicine)是一个很宽泛的概念,它可以包括西方国家任何与健康及疾病相关的认知、实践,但在大多数情况下,它具体指产生于西方的生物医学。虽然生物医学被认为是世界性的科学医学、现代医学,而不专属于西方,但在讨论民族医学时,已经习惯于"西医"的说法,本文沿用此习惯,或"西医"与"生物医学"交替使用。
② 我国幅员辽阔,民族众多,在长期的历史发展中,不同民族、不同地域形成了各具特色的民族医学传统。我们在不同语境中所说的中医(Chinese Medicine)并不泛指中国的医学,而是专指汉族的医药学体系。
③ 王一方:《医学是科学吗?》,广西师范大学出版社,2008年。

作为侧重于民族医学研究的人类学分支学科,医学人类学对民族医学效用的关注构成了其重要的学术主线之一。在民族医学与生物医学二元对立的语境中,医学人类学家对这一问题大体有两种不同的姿态:主张各医学体系采用各自的评价标准的文化相对论与以生物医学作为标准来检验民族医学效用的科学一元论,它突出反映了人类学内部长期存在的文化相对论与理性主义、人文思潮与科学传统之间的争论。梳理人类学在该领域的学术之旅,对于我们正确评价与对待各种民族医学体系具有重要的理论与实践意义。

一、背景:生物医学的全球化与民族医学的兴衰

伴随着西方殖民统治、海外贸易、基督宗教传教及"二战"后的卫生援助等过程,西医被持续地输入非西方地区,冲击并取代地方民族医学,对世界范围的医学多元格局及人类健康产生了深远影响。

(一) 西医与民族医学

中世纪(公元五至十五世纪)欧洲受教会统治,宗教为包括疾病在内的一切领域提供解释。基督宗教教义认为,疾病是上帝对人的惩罚,治疗有违上帝的意志。在这一观念的影响下,教会禁止医学研究。

十六世纪文艺复兴时期,欧洲开始摆脱宗教的束缚,推动了"人"的发现与科学、艺术的发展。1543年,维萨里出版《人体之构造》一书,标志着生物医学体系的初创。十九世纪下半叶细菌学说提出后,生物医学的体系大体形成。西方哲学有一个传统,认为在纷乱复杂的事物表象背后存在一个本真、普遍的事实真相,不管这个事实是上帝的意志还是科学事实。在自然科学看来,自然的真相就是其物质构成,任何事物最终都可以还原为物质。在这一认识基础上,生物医学以物质还原论来认识并处理疾病现象。

生物医学在生物学、生理学、物理、化学等自然科学学科基础上发展起来,目前已成为世界范围内居主导地位的医学体系。生物医学认为,人的身体类似于一个机械系统,其部件会因各种原因发生损坏,影响身体生理机能的正常运作,在这种情况下,它们需要尽快修复。疾病就是人体机能与器官出现异常的状态,是内在于物理性身体的生物学现象。治疗的要点在于通过手术修复或替换损毁的部件,或者用化学药物摧毁病毒、细菌等病原。因此在生物医学临床中,疾病被简化为细胞、分子等基本物质的故障,它独立于病人而存在。

虽然疾病的分布随社会文化与生态环境而异，但作为对自然事实的反映，医学知识并不随社会文化而异。

然而在跨文化语境中，这种认识却并非不言而喻。由于受地理环境、社会文化、历史发展等诸多因素的影响与塑造，世界范围内的疾病认知与治疗实践存在着巨大的差异性。

从疾病认知的角度讲，一种文化中的疾病在另一些文化中可能不被认为是疾病，甚至被视为健康的表现。比如，包括中国在内的很多文化都不把肠道寄生虫看成是疾病，只有当寄生虫引起呕吐、窒息或其他不适时，人们才认为它是一个需要治疗的问题。非洲桑格人（Thonga，莫桑比克农民）甚至认为寄生虫有助于消化，是健康的标志。

健康与疾病由文化界定的另一个明显的例子是肥胖症。按照西方人的健康标准，很多非洲妇女都患有肥胖症，为此西方卫生专家于二十世纪五六十年代在南非德班开展了一项针对肥胖的宣传教育项目。有一幅宣传画上画了一台轮胎瘪塌的、破旧的、载有大量货物的汽车，旁边站着一位很笨重的非洲妇女，标题用英语写道"二者都承受了太重的重量"。有人测验懂英语的非洲妇女对这幅画的理解，她们认为"这幅画描绘了一个富有的妇女，和她拥有的装满财产的载重汽车。这个妇女很胖，她也一定很幸福"。因为在非洲的文化准则中，肥胖意味着财富、威望与幸福，而苗条的妇女是不幸的。① 显然，西方卫生工作者没有意识到跨文化语境中疾病与健康认知的差异。

很多民族医学把疾病归因于巫术或情绪的作用、违反禁忌、鬼魂侵扰或神灵惩罚等原因。在非洲阿赞德人看来，疾病与死亡是由怀有恶意的人实施巫术引起的。比如，他们也知道火是烫的，这是火自身的性质，与巫术无关，但是火烧伤人不是火的普遍性质，这种情况可能从来不会发生，或者一辈子只发生一次，这就是在人受到巫术作用的时候。②

对灵魂的信仰是世界范围内普遍存在的现象。很多文化认为，人、动物、植物乃至万物都有灵魂。灵魂依附于形体，也可以脱离形体而存在。当灵魂与形体合一时，身体就是健康、有生命的；如果灵魂离开了身体，身体就会生

---

① 福斯特、安德森：《医学人类学》，第306—307页。
② E. E. 埃文斯-普里查德：《阿赞德人的巫术、神谕和魔法》，第83—86页。

病甚至死亡。在蒙古族及信仰萨满教的通古斯语族各民族中,人们普遍相信疾病是恶灵侵害人体,或者人的灵魂因受惊吓、被超自然力量摄走等原因脱离身体的结果。①

灵魂在不同文化中有不同的表现与意义。犹太—基督宗教传统认为,一个人只有一个灵魂,疾病是肉体的事,与灵魂无关。中国道家认为人的灵魂包括三魂七魄,其中的任何一个离开身体,都会造成疾病。随着"失魂落魄"数量的增加,一个人会相继出现精神萎靡、发呆走神、昏迷不醒直至死亡等不同程度的病症。

凉山彝族在历史发展过程中形成了集灵魂信仰、祖先崇拜、鬼神信仰、灵物崇拜为一体,以祭祀、巫术、占卜、禁忌为活动内容的宗教信仰,这些信仰极大地影响了彝族对疾病的认识与实践。彝族将疾病病因归为七类超自然因素:失魂带来的疾病、鬼灵带来的疾病、祖灵带来的疾病、吉尔魂灵带来的疾病、职业神带来的疾病、咒语咒术带来的疾病以及违反禁忌带来的疾病。比如,每个妇女都有自己的生育魂,它喜欢附着在首饰上,丢失首饰或把首饰送人,就会使生育魂丧失,导致妇女不育或孩子生病、夭折。②

不少文化并不把疾病作为一个单独的实体加以认识和处理,而把它看成是生活中遭遇的诸多不幸之一,身体的不适与农业歉收、打不到猎物、遭遇意外事故一样,有着同样的原因。如阿赞德人认为,恶意的巫术既可以致病,也可以使一个人打猎一无所获,它是一个人遭遇任何不幸的真正原因。

在病因学解释的基础上,各种民族医学建立了自己相应的疾病预防与治疗体系,它们同样呈现出巨大的跨文化差异。

(二) 生物医学全球化与民族医学的兴衰

新大陆发现后很长的历史时期内,欧洲人看到非洲人的草药治疗、印第安人的萨满仪式等与自己当时所持的以体液病理学为主的疾病观存在很大差异,但他们认为这些都是治疗实践,并不存在本质的区别。但到了十九世纪后期,由于细菌理论在欧洲医学上的成功,以及传教士对非洲草药与古代宗教之间联系的不满,欧洲人的态度开始发生了变化,非洲治疗师成为西方人眼中的

---

① 乌仁其其格:《蒙古族萨满教宗教治疗仪式的特征及治疗机理的医学人类学分析》,《西北民族研究》2008 年第 3 期。
② 巴莫阿依:《凉山彝族的疾病信仰与仪式治疗》(上),《宗教学研究》2003 年第 1 期。

"巫医",成了落后的象征与现代性的敌人。同时,生物医学随西方国家的探险、殖民统治与传教活动散播到世界各地。在美国、澳大利亚、新西兰等地,殖民者按照本国模式建立起新社会,西医体制也随之移植过来,本土医学的生存空间越来越小。在非洲、亚洲和南美洲等受到欧洲殖民活动影响的地区,传教行医将治疗躯体疾病与拯救灵魂结合在一起,教堂与教会医院成了西方文化在非西方国家的标志。

二十世纪五十年代,西方国家启动发展援助计划,其重要策略之一就是在摆脱殖民统治后新兴的第三世界国家建立系统的生物医学模式。之后半个多世纪以来,生物医学进入并替代地方性医疗成为医学跨文化传播的主旋律。在全球医学市场形成与发展过程中,生物医学被贴上现代性与科学的标签,成为发展中国家积极追求的对象,引导医学走向药物生产工业化与医疗保健生物医学化。人们普遍认为,生物医学之外的民族医学只具有文化研究的价值,临床应用价值很少。各种民族医学被作为生物医学的"替代医学"或"补充医学",只在极少的场景中使用。

到了七十年代后期,世界卫生组织认识到让第三世界国家普遍获得生物医学治疗是不现实的,生物医学只是诸多医学体系中的一种,民族医学及其实践者在医疗卫生服务中的作用不容忽视,应该把它们作为合法的替代性医学,纳入一个国家的医疗保健体系之中。

这种取向推动了各国政府根据本国的医学资源现状,不同程度地扶持一些地方医学在得到政府的正式认可后谋求发展,使以前非专业化、个体从业、师徒传承的本土医学出现了专业化趋势,开始了研究、出版等医学理论体系化的努力,并开始组织专业机构,以组织化的形式扩大其影响与市场,为解决地方医学面临来自生物医学不平等竞争的生存困境提供方案。在这种历史背景下,医学多元成了第三世界国家一种普遍认可的医学现象。

医学多元现象不仅存在于非西方国家,也是二十世纪六七十年代以来西方国家的一种趋势。其原因是,疾病谱系的变化、过度的医学化、医疗费用的上涨、医患关系的紧张、治疗的"非人化"等问题使生物医学受到了质疑与挑战,也给民族医学的生存带来了一线生机。在西方,人们在生物医学治疗失败时开始寻求替代医学,借助针灸、静心、瑜伽等传统医学治疗慢性病、精神疾病等病症的情况越来越多。

同时,替代医学的教学与科研逐渐在西方国家展开。在美国,包括哈佛医学院、耶鲁大学医学院、约翰·霍普金斯大学医学院在内的国际知名医学院都开设了替代医学课程。美国国立卫生院(NIH)于1992年设立了替代医学办公室,出版《替代医学与补充医学》杂志,支持开展替代医学相关研究与培训。NIH还设立了替代医学博士后研究项目,资助替代医学的研究。已经资助的项目有针灸术治疗关节炎与抑郁症、太极拳的平衡功效、推拿治疗颈椎病、印度瑜伽与中国气功的研究等。在这样的历史背景下,一些学者提出了"补充医学的回归"[1],甚至"中医全球化"[2]等命题。

二、人类学家对民族医学的两种态度

在西方人与异文化接触的历史过程中,一直或隐或现地存在两种取向或姿态:一种把非西方人视为"蒙昧的野蛮人",认为他们智力水平低下,没有理性,生活在贫困、愚昧之中,西方是他们未来的发展方向;一种是把非西方人视为"高贵的野蛮人",他们比西方人更有道德,生活得更自然,感官更敏锐,是人类最本真的存在状态,西方人早已远离了这种质朴的原初状态。这两种取向反映了西方思想中长期存在的两种相对的哲学学说:视进步为必然的进步论,以及认为有着简单文化的人比生活在都市等复杂文明中的人更快乐、更幸福的原始论或退化论。[3]

以上两种取向投射在医学人类学领域,就主要表现为对民族医学的两种姿态:一种是把民族医学置于科学理性之下进行评价与审视的家长式做派,认为民族医学是原始落后的文化遗存,它能够幸存下来是因为一些草药或诊断恰好合乎生物医学原理,或者是人们在没有科学知识情况下的一种心理安慰;另一种是对民族医学怀有一种过分浪漫化的怀旧情绪,认为这些医学更具有整体性,更符合医学的人文精神,以民族医学作为"他者"来反观生物医学的缺陷。

---

[1] Marc S. Micozzi, "Culture, Anthropology, and the Return of 'Complementary Medicine'", *Medical Anthropology Quarterly*, 2002, 16(4), pp. 398 - 414.
[2] Volker Scheild, "The Globalization of Chinese Medicine", *The Lancet*, siv 10, December 1999.
[3] 威廉·亚当斯:《人类学的哲学之根》,黄剑波、李文建译,广西师范大学出版社,2006年,第8—108页。

由于长期受生物医学知识与实践的濡化，西方人类学家早已将其内化为自己的疾病认知，并且接受了生物医学反映自然秩序且与文化无关的假设。尽管丰富的跨文化经历与体验使人类学家比其他领域的学者更容易对西方哲学、宗教、亲属制度等知识领域的普遍适用性提出质疑，但要他们接受"生物医学是一种文化"的观点却仍是一个极大的智力挑战。很多医学人类学家想当然地认为生物医学是自然、科学、描述性的，而不是文化的。他们在这一前提之下探讨医学人类学的一些理论与实践议题，民族医学的效用问题就是其中之一。

生物医学是科学事实而其他医学基于特定文化，在这一认识基础之上，一些人类学家将民族医学置于科学理性之下进行审视，形成了一种典型的家长式做派。生物医学被作为"黄金标准"，而其他医学实践则与科学无关或至多属于"前科学"，它们之所以幸存下来，是因为其中含有一些有效的经验知识或"科学"因素。人类学研究的目的之一，就是基于生物医学准则，发现民族医学的科学因素与存在价值，比如，把中草药带到实验室，分离鉴定其化学成分，提供评定其疗效的科学依据。

也有一些医学人类学家在面对民族医学时带有一种怀旧与浪漫化的情绪，这种情绪在人们对生物医学及其实践普遍不满的历史语境中尤为突出。这些学者乐于研究描述民族医学错综复杂的治疗仪式、治疗程序或认知模式，他们将民族医学或治疗的整体性、家庭及社区参与、情感支持等积极方面与生物医学的消极方面相并置，以达到批判生物医学冷冰冰的去人性化实践的目的。传统医学中医生与患者的充分沟通，医生对患者的社会文化、政治经济乃至情感因素的关注会被大加称赞。在这种研究中，对民族医学实践的评价常常基于片段的印象，其治疗的积极作用常常被夸大，或者完全是基于假设。

无论是家长式做派还是怀旧情绪，早期医学人类学家大多对民族医学与生物医学作了传统与现代之分，并且认为传统必将为现代所替代。

三、民族医学的疗效问题

尽管自二十世纪中期以来，文化相对论已成为人类学异文化研究的重要道德姿态，但当面对医学这样一个以实践为取向的领域时，人类学家却无法避开医学的疗效而空谈文化相对论。从治疗疾病的角度讲，萨满的招魂仪式真的能够缓解病人的病症吗？彝族用鸡的骨头真能够占卜出疾病的真正病因吗？汉族的阴阳五行说作为一种古老的思辨哲学有其价值，但用它来指导医疗实践真的管用吗？

在考察民族医学效用的过程中，医学人类学形成了几种不同的研究路径，所有治疗分析都以其中一种或数种路径为基础，它们之间并不互相排斥。

（一）结构分析

以列维-斯特劳斯的研究为代表，结构分析假定在身体—情绪—认知或个人—社会—文化之间存在着相互关联的分析层次。1949 年，列维-斯特劳斯发表了《象征的效用》一文，该文描述了为缓解一名妇女因分娩而产生的焦虑，巴拿马境内库纳（Cuna）印第安人一个萨满借助唱词实施治疗活动。唱词在象征层面上扼要描述了分娩的生理过程，它是一个情节叙述，其中涉及的角色象征生殖器官，其行动代表胎儿的出生过程。列维-斯特劳斯认为，人与人之间的交流与治疗仪式包含着巨大的潜能，它们在治疗仪式中的确能够影响人们的身体与心理并达到预期的目的。① 这篇论文极大地影响了医学人类学的发展，成为凯博文研究的理论来源之一。

凯博文早期与其同事区分了疾病（disease）与病痛（illness），为在生理、心理与社会之间建立联系提供了一个切入点。他们认为，疾病是病理学的客观现实，主要为医学专家掌握；而病痛是患者的主体体验，受到文化的塑造。② 因此，一个人有可能患了病但不一定体验到病痛，或者体验到病痛但并没有病。凯博文指出，作为一种心理—社会体验，病痛包含着复杂的心理与社会过程，这一过程反过来影响疾病，并在治疗疾病与病患的过程中发挥作用。对凯博文及其同事而言，列维-斯特劳斯及维克多·特纳早期对治疗的象征意义的探讨，是疾病与治疗的生物—心理—社会桥梁力量的主要证据。在对台湾乩童治疗仪式的论述中，凯博文指出很多病人对这种治疗有强烈的信念，治疗效果也非常显著。

莱昂（Margot L. Lyon）认为，秩序的互相关联是认知或生理性的，一个有机体的某一领域的秩序可以被看成与另一领域的有序化过程相平行或是后者的

---

① 列维-斯特劳斯：《结构人类学》，第 197—219 页。
② Arthur Kleinman, Leon Eisenberg, Byron Good, "Culture, Illness, and Care: Clinical Lessons from Anthropological and Cross-Cultural Research", *Annals of Internal Medicine*, 1978(88), pp. 255-258.

转化。① 比如在列维-斯特劳斯的例子中,唱词的语言结构与孕妇的生理过程相一致。然而,即使这种对应关系存在,我们也无法确定何以这种关系能够起作用,以及它是否有效。

(二) 临床分析

临床分析建立在传统医师(healer)与医生之间类似性的基础之上。在对非洲约鲁巴人(Yoruba)精神疾病治疗仪式的分析中,有学者根据效用的特定技术与要素将该实践与精神医学作了严格的对比,但关于效用的判断还是常常回到建议、疏导或安慰剂效应等非特定机制。由于无法用临床术语识别确定的效果,这就回避了传统治疗是否有特异形式的实质性问题。②

也有学者提出,如果不使用药物,仪式治疗很难获得确切结果,因此仪式是辅助性而非决定性的。如果遵循临床模式把病痛医学化为疾病,关注仪式治疗的"治疗方面"而不强调其作为一种宗教体验的本质,仪式带来的疾病变化微乎其微。如果说仪式治疗确有其特性,也只体现在宗教而非临床治疗方面,具有心理安慰而非身体治愈的功能。

(三) 社会支持

象征人类学大师特纳将仪式治疗的效果归于社会支持。他对恩丹布的研究表明,仪式治疗是一种社会支持形式,其目的是找出社会矛盾并修复社会关系。③ 此外,有大量作品考察宗教信仰或宗教氛围对健康的益处。由于这种研究提出的不是特定问题,因此其结论也常常是一般性的。比如说,仪式治疗对道德败坏有治疗作用。在仪式治疗形式的宗教层面得到明确认识的同时,这些研究还暗含着功能主义取向,宗教几乎无一例外地被认为在增进社区团结与对病人的社会支持上有积极意义。

以上方法并不互相排斥。比如,在列维-斯特劳斯被引用为结构研究的论文中,我们可以发现他在识别发泄的心理防卫机制过程中调用了临床解释。

---

① Margot L. Lyon, "Order and Healing: The Concept of Order and its Importance in the Conceptualization of Healing", *Medical Anthropology*, 1990(12), pp. 249 – 268.
② Thomas J. Csordas and Arthur Kleinman, "The Therapeutic Process", in *Medical Anthropology: Contemporary Theory and Method*, pp. 11 – 15.
③ Victor Turner, *The Drums of Affliction*, pp. 25 – 52.

他认为,病人通过再次体验在仪式展演中唤起的基本的心灵冲突来排除这些障碍。

四、民族医学效用评价面临的困境

在民族医学研究中,疗效评价是一个核心问题。但以往人类学家常以一种松散的方式对治疗效果作出判断,基于对民族医学的粗浅认识或对治疗仪式的印象主义观察,多以个案作为证据,往往忽视了安慰剂效应。凯博文认为,民族医学的效果评价受到两种做法的困扰:一是在片断印象的基础上作出科学主义的论断,直接将民族医学治疗归为迷信,否认其实践的效用;二是将生物医学的切割式分析和"见病不见人"的特点与民族医学对照,过分浪漫化了传统医学的整体性与语境化优点。①

无论哪种做法,都基于生物医学与民族医学的二元对立。目前,医学人类学家已经达成共识,认为对民族医学药物、治疗技术及程序的疗效评价不能以生物医学作为"黄金标准",而应该把它们放在各自所处的文化语境中,关注其自身的内容、执行、治疗期待以及评定标准,如果治疗活动产生了或有助于产生文化所预期的治疗效果,就是有效的。要做到这一点,人类学家首先需要改变松散的认识方式,通过大量的经验研究,用流行病学方法系统地收集临床治疗效果的资料。②

但是即便如此,民族医学的效用评价仍面临诸多困境。

第一,民族医学治疗的常常是病人而不是疾病,因此治疗方案也常常因人而异。以中医为例,中医治疗的是病人而不是疾病,即使不同病人患有同一种病,高明的医生也会因病人的性别、体质特征、疾病症状等差异给他们开出完全不同的处方。比如,西医诊断两个病人都患有高血压,其中一位病人精力充沛,便秘,易怒,舌上有黄苔,脉息细长,中医治疗就会以息肝火为主;另一位病人脸色苍白,大便失禁,脉搏虚弱,中医会通过补肾阳来治疗。而且随着病人症状的改变,中医会适时调整药方。在无法确定标准化治疗方案的情况下,进

---

① Arthur Kleinman, *Patients and Healers in the Context of Culture: An Exploration of the Borderland between Anthropology, Medicine, and Psychiatry*, p. 321.
② Mark Nichter, "Ehnomedicine: Diverse Trends, Common Linkages", in Mark Nichter ed., *Anthropological Approaches to the Study of Ethnomedicine*, Gordon and Breach Science Publishers, 1992.

行系统性的流行病学评估困难重重。

第二,病人与医生对治疗期待与效果的感知受社会文化因素的影响。在治疗场景中常常会出现这样的现象:医生诊断认为病人的疾病已经得到了有效治疗,但病人仍抱怨症状存在;或者医生觉得病人还需要服药,而病人觉得自己已经好了。在这种情况下,从谁的角度出发评价治疗效果,也是值得深入探讨的问题。

第三,对治疗效果的数据统计看似客观,但它们常常是把主观判断伪装为量化事实的结果,因此也不能将其简单地接受为事实。[①]

第四,通过系统收集临床数据来判断医学疗效的做法还有一个重大的盲点,它忽视了医生的医术或"手艺"问题,而医术无疑是治疗成败的关键因素之一。尤其在中医这样一种重古代医典与临床实践经验的医学中,中医理论的应用主要靠医生的把握,因此临床评价往往不是在检验中医的疗效,而是在考验医生的医术。医学不是科学,而是一门艺术。[②]

显然,民族医学疗效的评价是一个极其复杂的问题。在世界范围内医学体系日趋多元的历史语境中,我们不仅应该跳出科学主义的条条框框,让各种民族医学在治疗实践中找到自己的生存空间,也许还应该放弃对医学疗效"本质"的探寻,使人们的躯体、精神与社会等方面得到来自不同医学知识与实践的照顾。

[①] Mark Nichter, "Ehnomedicine: Diverse trends, Common Linkages", in Mark Nichter ed., *Anthropological Approaches to the Study of Ethnomedicine*.
[②] 冯珠娣(Judith Farquhar):《比较与手艺》,《读书》2005 年第 2 期。

一个乡村治病过程的人类学解读*

为了应对疾病的威胁,不同时空的人类群体发展出了各种不同的应对策略,每个群体的策略都是各种相互关联、相互支持的病因知识与治疗实践的综合体,它们构成了该群体的民族医学体系。在全球化程度日益加深的今天,各种医学知识与医疗实践的跨文化、跨地域传播与交流,使得医学多元越来越成为一种普遍的社会现实。

在学科发展的历史过程中,医学人类学发展出了几种不同的研究取向,对民族医学体系进行了理论阐释,它们包括:把民族医学作为民间信仰的经验主义传统、作为认知模式的认知人类学研究、作为一种文化构建的现实的阐释学传统,以及认为医学"神秘化"了社会现实的批判视角。[①] 这些研究从文化、信仰、认知、政治经济等不同角度对单一医学体系进行了阐释,或者对中医、印度医学、生物医学等复杂医学体系进行跨文化比较研究,但较少关注现实中多元医学并存的状况,以及多元医学语境中人们的求医行为。

一、案例:甘肃 L 村的一个治病过程

二十世纪末的一个 5 月,当河西走廊中段 S 县 L 村[②]的大片麦苗因缺水而逐渐出现泛黄的迹象时,村民们迎来了当年唯一一次为麦苗浇水灌溉的机会。从祁连山下一个小水库引出的水流沿干渠蜿蜒而下,穿过一片片麦田、荒野,终于被引到了 L 村的水渠干道。

---

* 本文原载《广西民族大学学报》2011 年第 4 期,略有改动。
① 拜伦·古德:《医学、理性与经验:一个人类学的视角》,吕文江、余晓燕、余成普译,北京大学出版社,2010 年,第 52—92 页。
② 遵循人类学的学术伦理,本书对所涉及具体地名和人名作了匿名化处理,下同。

L村五社的王氏接到社长通知,这次轮到她家出一个劳力为本社巡沟。①巡沟的人需要不分昼夜沿水渠巡查,看到水渠漏水的地方要及时堵住,并保证本社各家按规定时间开闸或筑坝,以免发生家庭之间的争执,直到本社的所有麦地都浇完水并完成与另一个社的交接工作,才算完成任务。

王氏的丈夫外出打工,18岁的儿子正在县城读高中,家中除她和60多岁的婆婆张氏外,没有其他人,王氏只能自己去巡沟。当天夜里,她在扛着铁锹与几名社员在干渠来回巡视时,不慎滑入水渠,被水冲出数十米。另外几个社员发现后将她救出并送回家。回到家后,王氏的身体忽冷忽热。婆婆帮她请来了村里的老中医,医生诊断为外感风寒引起了重感冒,为她开了感冒药,并要她补补身体,之后就离开了。

第二天,王氏开始持续低烧,且体温很不稳定。于是老中医又给她打了两天的退烧针,同时开了中草药调理身体。婆婆则给王氏炖鸡汤、煮鸡蛋,以补身体气血不足,并把火炕烧热,驱除她体内的寒气。

就这样在热炕上躺了几天后,王氏的病情慢慢好转,感冒发烧症状减轻,但一直神志不清,神情恍惚。王氏向婆婆讲述了自己掉入水渠的经过:当时走在渠边,有月光的照射,脚底的路也看得很清楚,却不知怎么眼前一黑就掉进了渠里。

张氏分析认为,儿媳妇一定是邪祟缠身了,否则好端端的不会掉进水里,也不会病好了人还神志不清。于是,她为王氏做了一个简单的治疗仪式。王氏头朝外躺在炕上,张氏将一碗盐水置于儿媳妇头顶,然后双手拿住两根筷子立在水中,同时口中念念有词,推测王氏遭此意外的原因。开始说王氏撞上了

---

① 二十世纪七十年代包产到户以后,人民公社时期的公社改为乡(镇),大队改为村,大队下的生产队改称社。虽然经营形式从生产队为基本单位变成了以家庭为单位,但为了便于税收、水利等方面的管理与互助,人民公社时期的生产队还是以社的形式保留了下来,并在水利灌溉等方面发挥着重要作用。S县地处半干旱地区,很多村子都靠祁连山下的几个小水库生存。每个水库负责为数个乡镇的村落提供灌溉水源,个别也提供饮用水。虽然当地水利部门常常根据不同村落的地理位置、田地亩数等情况,在饮水和灌溉之间严格规定了不同村落的开闸放水顺序、灌溉时间长度以及关闸时间,但由于当地降水量少,水资源奇缺,当水库的水流沿干渠流经一个个村落时,还是会引起村民之间、社与社之间、村落之间的纷争。为争夺水源而发生的村落之间的争执、械斗在历史上屡见不鲜,家庭之间的纷争也时有发生。为了保证水源能够按时引入本村落的田地,防止上下游村落的村民偷偷开闸放水,各村落都会组织人力在水流经过本地时日夜巡逻,当地称之为"巡沟"。村落内的不同社、各家各户也有专人巡沟,以保证本社或自己的灌溉时间不被占用。

孤魂野鬼,筷子并没有立住,于是张氏继续找其他解释。她想到有一个先祖客死他乡,没有进入祖坟,也很少想起给他烧纸钱,便说出了自己的猜测,认为是这位祖灵怪罪了。然后张氏拿一卷烧纸,先在王氏头顶、身体上方绕动,点燃后再次绕动数圈,同时劝说祖灵离开:"在地为人,在天为神,别在这里麻烦后人了,我们会逢年过节给您烧纸钱……"之后,将烧尽的纸灰倒入炕头的碗中,一起泼到院门外,仪式便告终结了。

治疗仪式后,王氏继续躺在热炕上输液、吃滋补品,这样又过了几天,她终于完全康复了。

二、医学体系、医学多元与求医行为

医学体系是人类学的一个重要研究领域,指一个文化或社区发展出的由疾病认知、治病实践、象征符号、治疗药物、治疗技术、治疗师角色等组成的综合体,是与疾病及健康相关的所有的观念、实践及事物。一个社会无论复杂程度如何,都会有一些基本的病因知识与应对实践,它们构成了医学体系的核心要素。

在复杂的农业社会或工业社会,常常有不止一种疾病病因与应对机制,它们相对独立,为人们应对疾病提供了选择空间。在《文化语境中的病人与医生》一书中,凯博文考察了中国台湾地区的医学情况,将当地医疗照护体系(health care system)分为三个部分:大众、专业及民间。①

大众部分包含个人、家庭、社会网络以及群体的医学信仰与实践等多个层次,是一个外行、非专业、非专家的大众舞台,是疾病最早被感知、界定并处理的所在,也是病人及其家庭作出医疗决策的基础。当人们接受民间治疗师(healers)或专业医生的治疗后,会把相关知识带回大众领域,指导以后的医疗行为。因此,大众部分常与医学体系的专业与民间部分发生互动,是各种知识的混杂。

专业部分由组织化的医学专业组成。虽然在一些社会,专业部分包括专业化的本土医学传统,如汉族的中医、藏族的藏医、印度的生命吠陀医学等,但

---

① Arthur Kleinman, *Patients and Healers in the Context of Culture: An Exploration of the Borderland between Anthropology, Medicine, and Psychiatry*, pp. 24–70.

在大多数社会中,它主要指西医,①其他医学仅起替代或补充作用。当西医进入非西方社会后,通过医学知识的普及完成了本土化的过程,成为非西方医学体系的重要组成部分。在这个过程中,西医渗透到大众之中,成为其知识与实践的一部分。

民间治疗也是卫生保健的专门部分,但它具有非专业化、非组织化的特点。在缺乏专业医学的社会,民间治疗充当了专业医学的角色。民间治疗有"神圣"与"世俗"之分,前者涉及超自然力量如萨满、占卜师及仪式的使用,后者包括草药、接骨术等。

凯博文遵循传统医学人类学的研究路径,从文化的角度考察了不同的疾病认知与医疗实践。他的研究反映了中医、西医、乩童占卜等多元医学在一个社会的医疗照护体系中并存的状态,以及它们各自对疾病与治疗的文化建构。② 他没有深入探讨的是,人们在医学多元的语境中是如何提出并实现治疗诉求的。

在 L 村王氏的案例中,我们看到了西医、中医、民间治疗仪式、大众知识等多元医学并存的情况。不同医学知识与实践被同时使用,以处理患者面临不同层面的问题:感冒药、退烧针(西医)被用来消除病人发烧、打颤的身体症状;中草药(中医)与睡热炕(大众知识)被用来促使病人出汗,消除体内因冷水浸泡侵入的寒气;鸡汤等食物遵循中医食补的原理,用于补充病人气血不足,降低邪祟侵入身体的风险;治疗仪式(民间医学)被用来找到邪祟侵入的原因,并象征性地消除体内的邪祟。③ 这种治疗仪式在河西走廊农村地区较为普遍,仪式多由地方上的道士、神婆等"专业人士"主持,一些年长的妇女在多次参与治

---

① 西医(Western Medicine)是一个很宽泛的概念,它可以包括西方国家任何与健康及疾病相关的认知与实践,但在大多情况下,它专指产生自西方的生物医学(Biomedicine)。虽然生物医学被认为是世界性的科学医学、现代医学,而不专属西方,但在大多数语境中,人们已经习惯于用"西医"指称生物医学。
② Arthur Kleinman, *Patients and Healers in the Context of Culture: An Exploration of the Borderland between Anthropology, Medicine, and Psychiatry*, pp. 119–178.
③ 汉族民间普遍存在邪祟侵入、鬼魂附体引起疾病的信仰,但人们认为邪祟、鬼魂并不在任何时候出现,由于它们属"阴",无法在阳气盛的时候活动,因此多出现在夜间或人很少的时候,它们也不会侵入阳气旺盛的壮年男子,而主要侵扰体弱者、儿童、妇女、老人等,人们遇到这类事件常常有一定"征兆",如面前旋风吹过、噩梦等。因此,如果王氏是在白天掉入水中,人们不会想到是鬼魂作祟,而会视之为偶然、不慎。此外,人们认为邪祟、鬼魂怕火、光,用火就可以驱除附在人身上的邪祟。

疗仪式并熟悉其过程后,偶尔也会为患者主持仪式。一般来说,仪式在患者到医院查不出病因或医治无效的情况下举行,常与病人打针吃药的过程同步发生。

我们看到,从消除症状、消除内因到寻找并消除外因,不同医学虽然在理论与概念上没有得到整合,但它们分别关注病人的身体、心理与社会(超自然)等各方面,从而在治疗过程中起到了各自不可替代的作用。

在王氏的治病过程中,人们根据自己的病情与所掌握的医学信息,在各种不同医学知识与实践之间穿梭,没有感到有任何不妥之处。对于专业医学无法解答的问题,如"为什么吃了药还不退烧"、"为什么我好端端会掉进渠里"等等,他们会求助于民间治疗仪式。在这种求医模式中,病人并不是一个被动的患者,而是一个积极利用周围资源寻求治疗的行动者。当人们面临疾病,陷入混乱状态时,他们的行为常常具有创造性,善于"临场发挥"。这种行为的依据不是对医学体系的系统认知,而是病人所掌握的医学信息:哪里有位医生治好过这种病?哪种药对这个症状有效?哪儿的医疗费用比较低?等等。

因此,在医学多元、医学信息快速流通的今天,医学人类学传统上对单一医学体系的研究已不合时宜。人们在日常生活中所面对的不是医学体系,而是医疗资源与信息。人们或许对疾病病因、发病原理、药物起作用的机理一无所知,但这并不妨碍他们从实用主义的角度求医问药。对求医者来说,最重要的是通过各种手段使自己恢复健康,而不是执着于任何理论解释。影响人们求医行为(health-seeking behavior)的社会文化及政治经济因素以及求医行为背后的逻辑,才应是医学人类学关注的重点。

三、西医与治疗仪式:两种文化的并存

也许在一些科学主义者看来,王氏在治病过程中同时采用西医(打针吃药)与仪式治疗(占卜驱邪)是非理性的。然而在日常生活中,人们只是从实用的角度,在自己所掌握的信息库中抽取需要的部分应对现实问题,根除疾病发生的根源,而不需要将这些信息整合成一个前后连贯的解释框架来指导自己的行为。对于他们而言,当务之急是保护自己,而西医与治疗仪式能够在这个过程中发挥不同的作用。

宗教与科学之间的关系一直是人类学宗教研究的一个重要课题。大体而

言,对这种关系有四种解读:宗教与科学在本质上是对立的,两者存在不可调和的矛盾,而且随着科学的发展,宗教必将消亡;宗教与科学是分离的,它们有各自的领域、功能、认知与目标,在人们的现实生活中,宗教与科学各司其职,并行不悖;科学与宗教相互关联,又相互影响;宗教或巫术在一定意义上可以被视为一种"假科学",它与科学之间的区别在于它错误地理解了制约事件先后次序的特殊法则的本质。马林诺夫斯基认为,特罗布里恩德岛居民在生活中既使用"科学"知识,也使用宗教知识,它们在个体的生活中构成一个连续的统一。①

L村的案例表明,西医与宗教(鬼魂信仰)在当地人的实践中不是对立而是并行不悖或并存的,这种并存不是传统学者认为的是知识与信仰、科学与迷信的并存,而是两种信仰的并存。也就是说,对于一般民众而言,生物医学也是一种信仰,它与治疗仪式并不存在本质的区别。

笔者不是从人类思维发展的历史出发提出"生物医学也是一种信仰"的命题,而是基于田野调查后的认识:无论是L村的民众还是其他医学外行都不具备基本的医学知识,他们寻求医学治疗只是"相信"它们能够治病而已。

表面看来,L村的治疗仪式与阿赞德人的巫术一样,是一种与自然法则并存的特殊境况,为自然法则因果链中缺失的环节提供了解释,有自己的逻辑与原则。② 但当深究乡村民众所具备的医学知识后,我们很容易发现,人们并不"知道"(know)退烧药或注射葡萄糖是怎么回事、如何起作用,而是从周围人们的治疗经验出发,"相信"(believe)退烧药或输液能够治疗疾病。这种"相信"与认为治疗仪式能够找到事故发生的原因并消除病因一样,本质上是一种"信仰"(belief)而不是"知识"(knowledge)。在医学知识高度专业化和分化的今天,除医学专家知道医学及其治疗是怎么回事外,对外行而言医学只能是一种信仰而非知识。由于没有系统地学习医学知识,包括人类学家在内的广大外行只是"相信"医学能够治病。

L村的民众相信退烧药能够把病人的烧降下来,也相信通过治疗仪式能够找到人们遭遇不幸的原因并把"邪祟"从病人身上驱除,至于药物的作用机

---

① 庄孔韶主编:《人类学概论》,中国人民大学出版社,2006年,第367—369页。
② E. E. 埃文斯-普里查德:《阿赞德人的巫术、神谕和魔法》,第82—101页。

制、仪式的运作逻辑则在他们的理解能力之外,也不是他们所需要理解的,就像乘客不一定知道飞机飞行的原理,打电话不一定知道电话的原理一样。医学知识与其他知识一样,只是专业人士的知识。

笔者提出"医学也是一种信仰"并不是否认生物医学本质上是一种知识,只是说医学外行不具备这些知识而已,就像普里查德虽然认为阿赞德人把疾病归于巫术是理性的,但巫术仍是一种信仰而不是知识一样。在这里,医学知识与信仰是有区别的。但如果把这一观点进一步表述为"医学知识与信仰没有本质区别",那么一定会令很多人难以接受,然而这并不是一种新的观点。英国物理学家布莱恩·里德雷(B. K. Ridley)在《科学是魔法吗》一书中,已经揭示了科学与魔法之间千丝万缕的关系,科学思维不仅与魔法思维相似,而且在一些人当中形成了科学主义这样一种新的宗教信仰。①

在《医学、理性与经验》中,古德(Byron Good)对人类学的理性传统所代表的经验主义范式提出了质疑。在人类学文献中,知识是准确、正确的,而信仰则意味着错误或虚妄,或者至少其正确性有待科学地证明。理性主义人类学家将其他文化作为非理性的信仰来分析的做法不仅对人类学观察者的位置与知识予以正当化,而且本身助长了一种潜在的认识论和盛行的权力关系结构。因此对人类学而言,把信仰作为文化分析的一个核心范畴是相当致命的。② 二十世纪,由于人类学对知识的文化建构的认识加深,以及科学知识急剧变化严重削弱了其对"真理"的宣称,使得用当今西方的知识范畴作为评价地方性知识有效性的基础存在诸多危险。在医学人类学领域,学者们已经认识到用西医的知识与临床实践作为比较研究的标准这种做法存在严重的不足,但这样的研究仍普遍存在。古德认为,医学人类学中的经验主义方案已经颇成问题,这样的研究发现可能假象多于事实。③

在反思医学人类学病痛表述的几种理论取向的基础上,古德提出了以解释或意义为中心取向的研究范式,也就是以解释人类学为理论指导,把医学作为一种有意义的文化体系加以解读。因此,适宜的医学比较研究不再是用西医的"科学"范畴评价非生物医学的"信仰"范畴,而是两种文化体系意义的解

---

① 布莱恩·里德雷:《科学是魔法吗》,李斌、张卜天译,广西师范大学出版社,2007年。
② 拜伦·古德:《医学、理性与经验:一个人类学的视角》,第29页。
③ 拜伦·古德:《医学、理性与经验:一个人类学的视角》,第33—34页。

读与比较。

从这样的观点出发,笔者提出"医学是一种信仰"的观点是不确切的,准确的表述应该是:西医与民间治疗仪式一样,都是一种文化,它们在 L 村王氏的治疗过程中是两种文化的并存。

四、西医与中医在治疗过程中的综合

一般来讲,医学多元在实践层面有三种存在形式:分开使用、层级性诉求与同时使用。①

分开使用 一般大众的医学知识源于自己与周围人的治疗经验。从这些经验出发,人们总结出哪种医学适合治哪种病、哪个医生医术好等等,而不深究其背后的理论依据。对人们来说,疾病并非只有一种病因,一些疾病适合到医院接受治疗,而另一些疾病则由超自然力量引起,应该通过仪式活动消除,这造成了不同医学分开使用的状况。在中国,人们普遍认为中医长于治疗长期慢性病、"疑难杂症",而西医对急性病很有效。

层级性诉求 在很多地方,人们在患病时的求医问药过程常具有层级性:病人先在家人、邻居等的建议下,自己买药治疗,不管用的话就到医院接受专业治疗;如果医生治疗仍无效,最后就会求助于巫婆、神汉、道士等民间治疗师的占卜、打醮等仪式治疗。

同时使用 在应对疾病或健康问题时,人们有时会同时采用不同的治疗方法。1942 年云南发生霍乱,在对西镇之疫情的研究中,许烺光发现当地既采取了科学的预防措施,也采取了打醮、超度祖先亡灵、法术与道德戒律等办法。②

在王氏的治疗过程中,当地人求助于专业医学(西医打针吃药,中医药物调理、食补)消除感冒、发烧等病症,之后又求助治疗仪式解答王氏何以掉进水里,以及治疗后仍神智恍惚的问题。因此,西医与仪式是分开使用的,它们先后被用来处理不同的问题。而中医与西医却像西镇的例子一样被同时使用,它反映了两种医学的统一。

自二十世纪六十年代"赤脚医生"制度建立以来,中国的医学在实践层面

---

① Robert Pool and Wenzel Geissler, *Medical Anthropology*, Open University Press, 2005, pp. 44 – 45.
② 许烺光(Francis L. K. Hsu):《驱逐捣蛋者:魔法、科学与文化》,天南数据,1983 年。

就一直走着中西医结合的道路。尽管在理论与概念上,两个体系的综合实质上一直走的是"中医科学化"道路,"是科学则存,非科学则亡"的口号使中医日渐失去了自身的理论基础,但在实践层面,我们还是可以看到两种医学在一定程度上的相洽。以王氏的治疗为例,西医把外界环境因素对人体的损害作为最常见的病因,王氏的感冒、发烧即落水导致的,这也完全合乎中医"六气"致病论中的外感风寒说。① 在这种认识的基础上,西医通过药物、打针处理感冒、发烧等症状;中医则进一步认为,只有人体阳气不足、抵抗力很弱时,侵犯人体的寒气才会导致疾病,要消除病根,必须补病人阳气之不足,因此,中医通过药物调理与食补消除病根。一些中医专家认为,中医是一种预防医学,以"治未病"为目的,而西医则在发病后以消除症状为目的。一些学者进一步认为西医治标、中医治本。

在一些病例中,如果不采取紧急措施,症状本身可能会引起一些严重后果并导致死亡,比如高烧、流血等急性病人。因此,标本之分不是截然的。由于中药治疗疗效长、见效慢,在应对急症时其劣势也很明显。以高血压为例,西医诊断两个病人都患有高血压,会给他们开出相同的降压药并调节血脂。但一位病人精力充沛、便秘、易怒、舌上有黄苔、脉息细长,中医诊断会认为病人是肝火旺导致血压高,治疗就会以息肝火为主;另一位病人脸色苍白、大便失禁、脉搏虚弱,中医就会诊断为病人肾亏,并通过补其肾阳来治疗。因此,西医判断为疾病的高血压,在中医看来只是症状。但如果不在中医调理身体的同时用西医降血压的药物,持续的高血压就会导致人体脂肪与糖代谢紊乱,以及心、脑、肾和视网膜等器官功能性或器质性改变。显然,西医虽然"治标",但一点不容忽视。

从以上案例我们看到,中医与西医都关注病症及病人的身体状况,不过其侧重点不同。从病人康复的角度讲,中医与西医有各自的价值,它们不仅在理论上有一定的相似性与互补性,而且在实践中可以实现一定程度的互补与统一。在医学日益多元化、生物科学日新月异的今天,再讨论所谓"中医的科学性"等问题已不合时宜,我们应该跳出科学主义的框架,继续让中医在临床实

---

① 中医认为,致病因素包括内因与外因两种,内因包括喜、怒、忧、思、悲、恐、惊七种情志变化,外因包括自然界六种不同的气候变化——风、寒、暑、湿、燥、火,即六气(又称六淫)。

践中发挥其应有的作用。

五、结论

医学体系是人类学家为了认识人们在特定场景中如何处理健康与疾病问题而发展出的概念模式,二十世纪八十年代以前在医学人类学领域广泛使用。随着全球化程度的加深,各种医学知识的跨国界、跨地区传播,使医学多元成为一个普遍事实,人们在日常生活中面对的不再是一个系统的医学体系,而是多种医学体系的碎片式信息构成的信息库,它在人们的求医问药过程中发挥着作用。医学人类学家所要做的,不是去展示"体系",而应该是关注当患病或遭遇不幸时,人们如何利用自己所掌握的相关信息去应对疾病。

在上文王氏的案例中,我们看到了中医、西医、大众医学知识与实践、民间治疗仪式在一个治疗过程中并存的状态。它表明人们在面对疾病带来的危机时,并不拘泥于医学的理论解释、用理论指导实践,而是从实用主义的角度求医问药,并在不同医学信息之间自由穿梭,以使病人的身体症状、疾病内因与外因都得到处理。同时,各种医学不是对立而是并存、互补的。

基于场所差异的健康实践与求医行为

——以广西 L 市女性性工作者为例*

一、问题的提出

在我国的艾滋病防治领域,女性性工作者(以下简称性工作者)是被重点干预的人群之一。公共卫生界认为,由于缺乏性病、艾滋病与安全套使用相关知识,性工作者中存在较高比例的风险行为。① 进入二十一世纪,为了增强性工作者的性健康知识,预防性病与艾滋病的传播,各级疾控部门在 KTV、夜总会、洗浴中心、发廊等涉性娱乐场所开展了持续的健康教育与行为干预活动,对性工作者进行艾滋病宣传教育与安全套使用方法培训。虽然比一般女性有了更多的性健康知识且更懂得如何使用安全套,但是性工作者不一定会改变她们的性健康实践,②相当比例的性工作者仍用一些在医学专家看来无效的方法预防性病和艾滋病。③

根据潘绥铭、黄盈盈等人的研究,中国至少存在七种类型的性工作者,她们在工作场所、服务内容、收入水平、人口学特征、组织形式等方面存在巨大的差异。④ 流行病学监测数据显示,这些差异在不同性工作者的性病、艾滋病风

---

* 本文原载《北方民族大学学报》2016 年第 4 期,略有改动。
① Hong Y. and Li X., Behavioral Studies of Female Sex Workers in China: A Literature Review and Recommendation for Future Research, *AIDS Behavior*, 2008(4). 王立秋、杨凭、龚向东等:《不同档次娱乐场所暗娼的梅毒感染状况及高危行为特征》,《中国艾滋病性病》2009 年第 4 期。
② Huang Yingying, "Female Sex Workers in China: Their Occupational Concerns", in Jing Jun and Heather Worth eds., *HIV in China: Understanding the Social Aspects of the Epidemic*, pp. 43 – 66. 陈虹、程峰、栾荣生等:《暗娼人群 STD/AIDS 风险行为、认知状况及求医现状分析》,《中国性病艾滋病》2003 年第 6 期。
③ Xia G. and Yang X.,"Risky Sexual Behavior among Female Entertainment Workers in China: Implications for HIV/AIDS Prevention Intervention", *AIDS Education Prevention*, 2005(2).
④ Huang Y., Henderson G. E., ETC., "HIV/AIDS Risk among Brothel-Based Female Sex Workers in China: Assessing the Terms, Content, and Knowledge of Sex Work", *Sex Transmitted Disease*, 2004(11).

险方面起着一定作用。虽然根据国家卫生部门的估计,性工作者的艾滋病病毒感染率低于1%,但抽样调查结果显示,一般性工作者中的 HIV 感染率达10.3%,而注射吸毒者中性工作者的感染率高达59%。① 就场所而言,小场所中的性工作者因年龄大、受教育程度低等因素,面临着更高的感染 HIV 与性病的风险。② 性工作者中 HIV 感染率的差异一方面反映了不同研究所使用抽样方法的不同,另一方面也反映出艾滋病流行在风险环境与不同地理区域之间的经济、社会及结构性差异。在以上研究发现的基础上,笔者认为场所差异对性工作者的 HIV 感染风险具有一定的影响。需要进一步回答的问题是,除风险外,场所差异有没有影响到性工作者的性健康实践与求医行为? 如果有,产生了什么样的影响? 本研究旨在回答这些问题,并将研究发现纳入针对性工作者的性健康教育与行为干预之中,以增强干预的针对性与有效性。

二、研究方法

本研究在广西 L 市展开。该市约有 123 万人口,其中当地人口 93 万,流动人口 30 万。2005 年,L 市疾控中心开始在性工作者中开展健康教育活动,涉及培训同伴教育员(peer educator)、散发健康教育材料、为性工作者每三个月进行一次 HIV 与性病检测等。根据该市疾控中心掌握的数据,2010 年该市有约 500 家娱乐场所,3000 名左右的性工作者,性工作者的 HIV 感染率在0.85%—2.85%之间,梅毒感染率约为11%。根据该市疾控中心的建议,本研究将娱乐场所分为三类:小场所(少于 10 人)、中等场所(10—20 人)与大场所(超过 20 人)。研究者从疾控中心所掌握的当地市区娱乐场所名单中随机抽取了 3 家大场所、4 家中等场所与 7 家小场所,在疾控中心工作人员接触场所老板并征得同意后,通过随机抽样与滚雪球抽样的方法招募性工作者进行访谈。

访谈在一个封闭空间一对一地进行,内容包括简短的自填问卷与深入访谈两部分。问卷内容涉及年龄、受教育程度、婚姻状况、籍贯、居住地等基本的人口学信息,以及艾滋病与性病知识及来源、安全套使用、求医行为等内容。

---

① Poon A. N. and Li Z., et al., "Review of HIV and Other Sexually Transmitted Infections among Female Sex Workers in China", *AIDS Care*, 2012(23).
② 景军:《泰坦尼克定律:中国艾滋病风险分析》,《社会学研究》2006 年第 5 期。

深入访谈在问卷完成后进行,持续 1—2 小时,主要涉及被访者的性健康实践、日常保健方法及求医行为等。研究者对访谈作了详细记录。直到信息达到饱和,研究者不再能听到性工作者在性健康实践方面的新信息为止,招募工作才结束。之后,研究者又在每类场所额外访谈 2—3 人,以确保信息的饱和度。最终,研究者在 14 个场所共访谈了 48 名性工作者,①每类场所 16 名。此外,研究者还随机抽取疾控中心艾滋病科两名工作人员进行了访谈,内容涉及她们与性工作者的互动、对不同类型场所差异的认识,以及性工作者的主要健康问题等。除访谈外,研究者还对 14 家场所的空间布局、性工作者的日常工作与闲暇娱乐、老板与性工作者的互动等情况作了一般性观察。

  本研究的资料分析方法受到解释互动论的启发。如诺曼·邓金(N. K. Denzin)所言,解释互动论是用来"考察个人问题之间的关系……以及为解决这些问题所创造出来的公共政策与公共机构"②。在本研究中,这一理论方法有助于认识性工作者的行为实践与疾控中心的干预活动之间的互动。解释工作涉及互动的两方面:一方面,卫生工作者将性工作者的行为归类为性风险的不同层次;另一方面,性工作者吸收健康教育材料或信息并就如何将它们纳入或不纳入自己的生活作出决策。例如,性工作者普遍害怕不育,意外怀孕对一些人而言成了能够生育的证据,因此,当疾控中心的工作人员将性工作者的流产视为推广安全套失败的证据时,性工作者则可能将其视为自己有生育能力的证明。解释性分析方法也使我们能够认识到一个更深层的互动,因为性工作者的行为受到工作场所特征的塑造。

  在这种理论方法的引导下,笔者首先阅读了访谈笔记,标注出了文本中描写健康信仰、性行为、艾滋病或性病与干预的文字,然后将描述性编码用于标注出的引文;之后,笔者将描述性编码发展为主题,包括日常健康实践、安全套使用、求医行为、性健康信息来源、怀孕与流产等。基于对性工作场所类型意义的假设,研究者进一步分析了三类场所在这些主题上的异同。本文所展示的异同对于认识塑造性工作者性健康实践的结构性因素,改进艾滋病性病干预工作具有积极意义。

---

① 这些娱乐场所的女性服务人员并不全都提供性服务。在招募过程中,只纳入了那些自己承认提供性服务的女性。

② Denzin N. K., *Interpretive Interactionism*, SAGE Publications, 2001, pp. 5 - 8.

三、研究发现

48名受访者的平均年龄为25.8岁,除两人没有上过学外,大多能够读写,16人的教育程度在初中以上。在受访者中,有15人来自L市,33人来自外地,约有60.4%的受访者从事性工作一年以上。未婚20人,已婚16人,离异12人。在已婚与离异的28人中,一半受访者有孩子。

(一) 场所描述

小场所主要包括发廊与按摩店,空间狭小,设施简陋。这里的性工作者以提供性服务为主,受访的16人年龄在26—45岁之间,受教育程度较低,已婚6人,离异10人。与较大的场所相比,小场所组织松散,通常是一个性工作者租房,然后找两三个人营业,并从她们那里收取少量提成。小场所的工作时间没有严格限定,通常从下午2点左右工作到凌晨1点,性工作者月收入在1000—2000元之间。来这里消费的客人通常年龄较大,收入水平不高。

中等场所的性工作者年龄相对较小,受访者平均年龄26.9岁,她们多接受过按摩、足疗等专门培训,有一定的技能。场所空间较大,性工作者在休息厅等客人、聊天或打牌。有客人进来,接待员会将他带到一间小屋,然后按顺序叫性工作者提供服务,服务内容包括足疗、按摩、推油等,部分兼涉性服务。中等场所上班时间固定,从上午11点到晚上12点,这里的性工作者收入稍高于小场所,提供性服务者月收入在2500元以上。这里管理较为严格,有专人管理场所,考核员工的上班情况。

大场所主要指高档KTV与夜总会,这些场所占地空间大,装潢讲究,提供多媒体娱乐服务、零食及酒类等。这里的"美女"平均年龄为23.1岁,小于其他两个场所的女性,受教育程度相对较高。她们以陪客人唱歌跳舞、喝酒聊天等休闲服务为主,提供性服务的情况较少。如果客人需要,他们会私下协商,达成一致后到场所外的宾馆进行性交易。"美女"们通常在晚上七八点开始上班到次日凌晨1点,月收入在4000—8000元之间。大场所组织管理严格,通常有1个老板、1—2名经理,有专门的财务、前台接待与服务生及陪唱歌喝酒的"美女"。"美女"们一般分为两三个组,每组有一位"妈咪"管理。大场所的"美女"多有自己的常客,在需要时会直接联系她们到场所消费。"美女"们很少有时间限制,她们与"妈咪"的关系更为平等。

(二) 不同场所在接受与使用健康信息方面的差异

根据问卷调查结果,48 名受访者中只有 2 人没有听说过艾滋病,有 42 人从疾控中心的外展人员处听说了艾滋病,有 26 人还通过电视或杂志了解了艾滋病,有 15 人通过同伴教育员了解了艾滋病。

在总结场所特点的基础上,疾控中心的工作人员在不同场所采取了不同的艾滋病预防策略。在性工作者较多的大中等场所,她们①主要组织培训和散发健康教育材料。在小场所,主要通过招募培训同伴教育员,由她们在其工作点及周围场所讲解艾滋病和性病相关知识,散发安全套。然而,发放的健康教育材料很少收到预期效果。小场所的受访者认为,这些材料太过枯燥乏味,与自己的生活无关,而且她们没有阅读的习惯。一位受访者称:

> 这些东西太难,(我)读不懂。我很少读这些材料,而且干这一行久了,我知道怎么保护自己。
>
> (阿琴,35 岁,发廊)

不太感兴趣还与这些材料的内容不契合性工作者的健康知识需求有关。一些受访者表示自己想了解更多关于性病、生殖健康等方面的知识,而不是艾滋病。一位性工作者称:

> 我们这儿没有听说过有艾滋病,但是妇科病、性病很普遍,我更想了解这些方面的知识。
>
> (阿黄,36 岁,按摩店)

比较而言,较大场所的性工作者受教育程度高于小场所,她们的健康知识较为丰富,对健康教育的兴趣也较大。一些受访者称,她们会读疾控中心下发的健康教育材料,从中学到一些性健康知识。大场所与部分中等场所的受访者认为,她们即便同客人发生性关系也不会得性病,因为自己在高档场所工作,那里的客人大多"有钱而且健康"。与小场所的性工作者相比,她们拥有更

---

① 相关工作由女性工作人员担任,以下提到相关工作人员时统一用"她们"。

大的自主性,如果不喜欢客人,可以选择不提供性服务。大场所的性工作者常常根据对客人的感觉决定要不要提供性服务,这使她们觉得自己对潜在的风险有一种控制。

> 这是家高档场所,来这里的客人都有钱,比我们还怕得病。如果客人看起来邋里邋遢,我会找个理由不跟他出去,比如我从来不出台之类。
>
> （阿娇,21 岁,夜总会）

没有客人或在家休息的时候,大场所的"美女"们会上网聊天、看电影或玩游戏。她们对网络很熟悉,很多需要的信息都通过上网查找:

> 我上网玩游戏,也查资料,包括 L 市租房子的信息、购物、健康等。要是觉得哪里不舒服了就搜索,或者上一些女性网站,看是什么问题,然后决定怎么办。如果问题不大,就去药店买药。
>
> （小丽,23 岁,夜总会）

（三）安全套使用

受访者都知道安全套能够预防艾滋病与怀孕,都称自己使用安全套,但使用的频率各不相同。48 名受访者中有 42 人称在过去的一个月与客人发生性关系时,每次都使用安全套。在"不是每次都用"的 6 人中,有 3 人称不是每次都用是因为不好意思要常客用,2 人是因为客人拒绝使用,1 人是因为客人觉得那样"不舒服"。

大场所的性工作者在使用安全套方面有更大的自主性。一位来自夜总会的 21 岁受访者称:"如果客人想要（性服务）,必须用安全套。要不我宁愿不赚这个钱。"然而无论来自何种类型的场所,受访者与常客（熟客）使用安全套的情况普遍很少,与配偶或男友更是很少用安全套。

48 名受访者中,16 人已婚,12 人离异,20 人单身（其中 15 人有男朋友）。在已婚或有男朋友的 31 人中,只有 3 位受访者告诉了对方自己从事的工作,这种隐瞒的状况也是她们很难向对方提出使用安全套的原因。与配偶或男友在性生活中使用安全套似乎遵循着一定的文化逻辑,正如一位 32 岁来自中等场所的性工作者所言:"我和丈夫第一次时没有用安全套,所以后来也不用了。如果我说要用,他肯定会怀疑我在外面乱搞什么的。"

所有受访者都认为,与丈夫或男朋友使用安全套是可笑的。对她们而言,不戴安全套是亲密关系与信任的表达。

(四) 不同场所在求医行为与保健策略方面的差异

不同类型场所的性工作者在性健康实践与求医行为方面也存在差异,这种差异是基于她们不同的收入水平、年龄以及她们所提供的服务。

小场所的性工作者年龄较大,不少人已经有了孩子。由于收入低,还要养家糊口,她们更为关注赚钱及预防疾病和怀孕。一些受访者称在提供性服务时会使用安全套,但如果客人愿意多出钱,她们会选择不用。除安全套外,很多受访者还会采取其他保护措施。来自小场所与一些中等场所的受访者谈到,她们在性行为前后会用洁尔阴等洗液冲洗阴道,因为她们认为"冲洗阴道能够杀死细菌和精子"。一些人承认冲洗不一定能有效地预防感染,但这样做"心理上感觉好一些"。

不育是大场所性工作者普遍关注的一个问题,她们主要通过在性行为前后吃阿莫西林等抗生素来预防怀孕,也有一些人不愿意频繁使用抗生素,她们害怕这样会使自己今后不能生育。21岁的受访者阿雅有过两次流产(指去医院做人工打胎,非自然流产,下同)的经验,接受访谈时,她又怀孕一个多月了,正准备再次去医院做流产:

> 我听说口服避孕药对身体不好,可能会导致不育,就很少服用。我想成家后要个孩子。我和男朋友做爱时都戴避孕套,但不是每次都用。我很高兴我还能(怀孕)。

在这种情况下,怀孕对她们而言有时成为有生育能力的证据。受访者中,很多人有一次乃至多次流产的经历。18位来自大场所的受访者中,有14人至少怀孕1次,11人至少流产1次。比较而言,中小场所的性工作者收入较少,有家庭负担,因此她们更为关注避孕,而不是怀孕后去做流产,而且她们大多已婚或离异,不太关心以后还能不能怀孕的问题。

当感觉身体不好时,不同类型场所性工作者的求医行为也有所不同。较小场所的性工作者首先选择拖着，实在熬不过就到附近药店买药。只有当病症影响到正常生活与工作时，她们才会去医院就诊。相反，大场所的性工作者会直接去医院。

> （我）觉得不舒服时，我就去看医生。你知道，钱对我不是问题。我一晚上就可以赚好几百。要是身体不好，就挣不来钱了。
>
> （小玉，22岁，夜总会）

显然，经济因素在塑造受访者的性健康实践与求医行为方面都发挥着一定作用。

四、讨论

本研究表明，性工作者远非一个同质的群体，工作场所、教育水平、所提供服务等方面的差异，使得她们所需要的信息与健康服务在工作场所的基础上发生了分化。这些数据支持了已有的一些研究，认为小场所、年龄较大的性工作者具有更高感染 HIV 与性病的风险性，因为她们受教育程度低、收入少，很少有得到医疗服务的机会，不能够持续使用安全套。[①] 相反，较大场所的性工作者年龄小，受教育程度高，且因收入水平高而有更多获得医疗服务的机会。

此外，性工作者的健康知识、风险意识与她们的实际行为并不一致。她们多采取一些无效的预防措施，而且不与固定性伴侣使用安全套，这些都是很好的证明。或许由于其较高的教育水平，来自较大场所的性工作者比小场所的更愿意阅读疾控中心所提供的艾滋病预防信息。然而，小场所与中等场所超过一半的受访者对这些材料不感兴趣，她们认为，这些材料多枯燥乏味且与自己无关。

以上研究表明，只有深入了解不同类型工作场景中性工作者的生活语境（context），才能使艾滋病预防工作取得良好的效果。这些访谈也提供了一些有益的信息，告诉我们如何才能针对不同场所提供更好的性健康信息与服务。比如，年轻人花很多时间在网络上，不少人还通过网络获取所需信息，包括医

---

① 景军：《泰坦尼克定律：中国艾滋病风险分析》，《社会学研究》2006年第5期。

疗信息。如果进一步考察她们主要利用哪些网站、认为哪些网站最可信,就可以有针对性地保证那些网站提供可靠而科学的信息。这些网站还可以发布转诊信息,告诉人们哪些医疗机构可靠。

小场所的性工作者多从同伴教育员那里获得艾滋病信息,因此同伴教育是小场所有效的宣传干预策略。然而,没有获得医疗服务的机会与使用无效的预防措施等问题需要更系统的解决办法,比如:针对不同类型的场所提供相应的检测与服务;可以专为社会上的流动女性建立网站或社会支持网络,为她们提供咨询与健康信息;健康教育材料应在流动女性生活经验的基础上设计,更多纳入关于生殖健康、妇科病等方面的信息,以提高信息的相关性。

深入考察场所之间的差异能够更好地辨析出提供信息与服务的最佳方式。信息应该与性工作者的需求相关,以易于接受与理解的形式呈现出来,通过性工作者日常所使用的途径传递。基于社区的参与式研究方法在很多国家被证明是设计艾滋病防治项目的一种有效的方法,也可以在我国用于为不同场所类型的性工作者制定防治策略。这种方法要求相关社区成员不仅参与界定问题,而且参与到设计并实施解决方案的过程中。事实上在过去的几年中,以景军为代表的清华大学艾滋病政策研究所已经进行了这方面的探索。该中心将艾滋病防治的对象扩大到了不同行业的流动女工,与地方卫生机构、高校、非政府组织等合作,在她们中间进行了防治策略的探索,从商场服务人员、足浴场所女工、KTV 服务人员等不同群体的生活语境、亚文化特点及其面临的不同健康问题出发,制定相应的防治策略,极大地提高了干预工作的效率。[①]

---

① 中国人民大学人类学研究所:《清华—强生公司农村进城务工女性艾滋病预防干预项目中期评估报告》,打印稿,2009 年。

"灶连炕"、儿童烧烫伤与风险文化*

一、研究背景与问题的提出

东北亚地区冬季寒冷漫长,人们需要有取暖设施才能适应严酷的自然环境。早期,人们"掘土为坑"、"积薪生火"以取暖御寒。商周以后,我国北方居民将火坑、火塘加以改造,变成了既可放置炊具又可散热取暖的炉灶。迟至隋唐之际,朝鲜半岛上的高丽人将床与炉灶合二为一,并加工改造成了火炕。之后,火炕逐渐向我国东北、西北、华北等地传播,成为北方地区朝鲜族、汉族、土族等民族重要的坐卧起居设施,形成了"北人尚炕"的习俗并沿用至今。[①] 据农业部统计,2004年我国北方有近4400万户农家用炕,有7000万铺炕。[②]

在取暖御寒之外,火炕还是北方农村地区家庭生活与社会交往的重要场所,对当地的饮食起居、民俗娱乐、礼治秩序有着很大的影响。在冬天,农家在炕上摆一个炕桌,这里便成为家庭生活的中心,家人吃饭、孩子读书学习、全家打牌娱乐等都围绕炕桌。睡觉时撤去炕桌,热炕又成为暖床。围绕炕桌形成的空间,还是农家进行社会交往的重要舞台。有客来访,主人家会请他们上炕,围着炕桌谈事情、聊闲天、吃饭喝酒。

此外,农家的火炕在冬天还被用来发酵面团、生豆芽菜、孵小鸡,炕洞的火可以烤土豆、红薯,以及用来烘饼等。在长期的生活实践中,农家不断挖掘火炕新的利用价值,使其有了越来越多的功用。为了使有限的能源得到充分利

---

* 本文原载刘欣主编《社会学刊(第5辑)》,社会科学文献出版社,2022年。
[①] 张国庆:《"北人尚炕"习俗的由来》,《北方文物》1987年第3期。
[②] 李玉国、杨旭东:《北方农村火炕的科学问题及火炕的现状和未来》,2016年,http://www.docin.com/p-1747038199.html。

用,农民还在寒冷季节将炉灶与火炕连在一起,形成了"灶连炕"这一设施,实现了御寒取暖、烧火做饭等功能的一体化。

就健康而言,"灶连炕"不仅能够驱除室内及被窝的湿气、寒气,使人们在冬天免受伤风感冒等疾病的困扰,而且为关节炎、腰腿痛患者提供了一种低成本、高效率的物理疗法。① 然而,"灶连炕"对人体健康的影响并非全然是正面的,实际上,它还是北方农村地区烧伤、烫伤等意外的主因,具有一定的地方流行病学特点。

意外伤害(unintentional injury)指突发事件或事故对人的生命安全与健康所造成的损伤。《国际疾病分类》(ICD-10,疾病、损伤及死亡原因统一分类的标准化工具)将意外伤害作为疾病和死亡的重要外因。意外伤害是导致儿童和青少年死亡、伤残和健康损害的首要原因,是一个重要的公众健康问题。② 在我国,每年有40万儿童因意外伤害致残,10万儿童因意外伤害死亡,意外伤害是0—14岁儿童的第一死因。③ 此外,儿童意外伤害存在区域差异,南方儿童的前两位死因是溺水、窒息,北方则是窒息、中毒;农村地区的儿童伤害率远高于城市,达到7倍以上。④

烧烫伤是我国儿童意外伤害的主要类型之一,位列儿童意外伤害因素的前三位,主要发生在1—7岁的儿童中,其中1—3岁所占比例大,男女无明显差异或男性略高于女性;农村烧烫伤发生率明显高于城市;父母受教育程度越低,子女受伤害的可能性越大。⑤ 除这些共性外,来自内蒙古、山西等地烧烫伤患儿的流行病学数据显示,北方农村地区儿童烧烫伤大多与"灶连炕"有直接的关系,集中发生在每年10月到次年3月之间的冬春季节,⑥也就是农村集中使用

---

① 金东勋:《朝鲜族的炕文化及其民俗传承》,《延边大学学报》2004年第2期。金俊峰:《东北亚地区民族温突文化比较研究》,中央民族大学2010年博士学位论文。
② WHO, Health for the World's Adolescents, 2014, http://apps.who.int/adolescent/second-decade.
③ WHO, World Health Organization on Child Injury Prevention, Geneva, 2008.
④ 国务院妇女儿童工作委员会:《中国儿童发展纲要与儿童发展》,中国妇女出版社,2009年,第50—58页。
⑤ 彭立军、任小红:《儿童意外伤害及干预研究进展》,《护理管理杂志》2009年第9期。杨亚明、殷俊伟等:《国内儿童烧烫伤的发生状况及预防》,《伤害医学》2012年第1期。
⑥ 郝志强:《婴幼儿热炕烧伤》,《青海医药杂志》1993年第3期。陈向军等:《西北部分省区小儿"锅连炕"烧伤相关因素调查分析》,《中国药物与临床》2008年第12期。朱光军等:《山西北部地区儿童热液烫伤流行病学调查》,《中国病案》2013年第6期。

"灶连炕"的时段。由于相关研究多来自临床医学专家,多集中讨论烧烫伤的严重程度、烧伤部位、并发症情况、烧烫伤后的处理等医疗方面,对于烧烫伤发生的原因,有研究简单分析后认为主要是家长疏忽大意、看护不周。由于大多数家长不清楚伤害的后果,对"灶连炕"的防范意识差,只提醒炕上玩耍的孩子要"小心"后,就自顾自忙其他事情,而正值好动年龄的小孩安全意识差,玩耍攀爬时很容易不慎掉入锅中或火炉上,形成该年龄段烧烫伤的高发。① 也有研究将伤害的原因直接归为"灶连炕"这一落后的生活设施。② 基于以上原因,这些研究也提出了相应的预防措施,如普及预防知识,加大安全教育,唤起个人、家庭及政府有关部门的重视以及对预防工作的支持,改变人们的行为,等等。

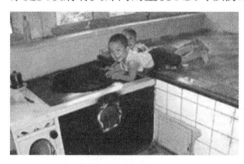 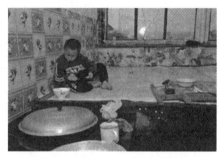

现有研究多基于对某一专门的烧烫伤科医院或医院烧烫伤科临床病例的人口学与临床信息分析,偏于医学及定量分析,缺乏宏观研究与来自人文社会科学的定性分析。此外,对于"灶连炕"烧烫伤事故发生原因的解释也是一种外部的视角,缺乏来自当事人尤其是患儿家长的解释。"灶连炕"对儿童的客观风险是显而易见的,为什么事故屡屡发生并成为带有地方流行病学特征的公共健康问题,却没能引起家长的足够重视?在家长们的疏忽大意背后,有着对风险怎样的认知?背后又折射出了怎样的风险文化?

二、"灶连炕"儿童烧烫伤社会调查

2012年7月—2014年8月间,中国人口福利基金会先后五次组织烧烫

---

① 陈向军、闫德雄:《"锅连炕"小儿烧伤院前救治与转归的分析》,《中国药物与临床》2010年第1期。姜佳家:《传统文化下生活方式中的社会安全感一瞥——以呼和浩特市"锅连炕"为例》,《法制与经济》2012年第1期。
② 杨亚明、殷俊伟等:《国内儿童烧烫伤的发生状况及预防》,《伤害医学》2012年第1期。朱光军等:《山西北部地区儿童热液烫伤流行病学调查》,《中国病案》2013年第6期。

伤、公共健康、医学人类学等领域的专家赴甘肃、新疆、内蒙古、青海、陕西、山西、宁夏等西北七省/自治区，开展了烧烫伤流行病学调查。在地方卫生及计生部门的协助下，调查组采取随机抽样的方法，对14岁以下患儿的家长进行了问卷调查。调查内容涉及烧伤小儿的年龄、性别、家庭经济情况、烧伤时间、烧伤程度、就诊时间、治疗情况等。五次调查共下发问卷11868份，回收有效问卷11452份。其中，甘肃1584份，内蒙古137份，宁夏520份，青海593份，山西2442份，陕西2912份，新疆3264份。

现有关于"灶连炕"烧烫伤的研究发现，1—7岁的儿童属于高危群体，占70%以上，其中1—3岁小儿中的发生率最高，占50%以上。① 本研究中烧烫伤儿童年龄分布情况与已有研究发现基本相符。在11452名受调查者中，1—3岁小儿占49.5%；其次为3—7岁和不到1岁的婴儿，分别占25.1%和18.5%；大于7岁的儿童发生率最低，只有6.9%。受调查者中1—7岁的儿童共占74.5%。在所调查患儿中，57%为男性，43%女性，男女比例为1.34∶1，男性明显多于女性，这与男孩好动的生理特性有关。

从烧烫伤程度看，由于小儿特殊的解剖生理特点，皮肤嫩薄，自身抵抗力差，在同样的热力作用下，较成人烧烫伤程度重，且致残率高，如发现不及时，因受烧烫发生休克乃至被烫死的情况也屡有发生。调查发现，"灶连炕"烧烫伤儿童以中重度为主，后期出现增生性瘢痕和挛缩畸形者达85.1%，致残率很高。

从治疗情况看，有66.4%的儿童因家庭经济困难，后期未进行相应的手术治疗，其中实施手术治疗的家庭中约有1/3没有及时、正确地进行治疗，延误了治疗的最佳时间。不少农民因付不起沉重的治疗费用，幼儿被烧烫伤后得不到及时诊治，耽误了最佳治疗时机，致使幼儿受伤肢体功能难以恢复，造成终身残疾。

在上述七省/自治区流行病学调查的基础上，笔者于2015年7月—8月到内蒙古进行了烧烫伤社会调查。在当地计生委的协调与帮助下，笔者查阅了

---

① 李志伟、王文军等：《儿童意外伤害及干预研究进展》，《护理管理杂志》2009年第9期。陈向军等：《西北部分省区小儿"锅连炕"烧伤相关因素调查分析》，《中国药物与临床》2008年第12期。杨亚明、殷俊伟等：《国内儿童烧烫伤的发生状况及预防》，《伤害医学》2012年第1期。朱光军等：《山西北部地区儿童热液烫伤流行病学调查》，《中国病案》2013年第6期。

地方卫生年鉴资料,走访了内蒙古人民医院烧烫伤科等相关机构,系统了解当地烧烫伤事故的情况。调查发现,每年10月到次年4月的寒冷季节,是儿童烧烫伤事故频发的时节。2004年以前,内蒙古每年因"灶连炕"烧烫伤住院治疗的婴幼儿达3000多名。随着城市化进程的加速和农村人口的外流,"灶连炕"烧烫伤发生率在之后出现了下降趋势,但每年人数仍在2500名以上。考虑到只有家庭经济条件较好且烧烫伤比较严重的患儿才会住院治疗,那些小面积烧烫伤无需住院,以及因家庭经济条件差而无法到医院接受救治的患儿并未计入,因此根据现有数据无法推算出全自治区儿童的烧烫伤发病率,实际发生的事故显然远远多于医院报告的病例数据。

调查发现,烧烫伤事故对儿童、家庭及社会造成了不同程度的危害与影响。[1]

首先,烧烫伤事故严重威胁儿童的健康与生命安全。儿童掉入热锅或火中后,轻则烧伤四肢,重则毁容、残废甚至死亡。上述西北七省/自治区的调查数据显示,儿童烧烫伤以中重度为主,烧烫伤部位主要集中在四肢、躯干和头面部,86.92%的病例烧烫伤愈合后体表瘢痕引起功能障碍与畸形。对内蒙古的烧烫伤调查发现,内蒙古每年因"灶连炕"烧烫伤住院治疗的3000多名婴幼儿中,有600多名成为残疾人,致残率20%以上,5%终身残废。在承受疼痛、毁容、伤残、肢体功能丧失等肉体痛苦的同时,儿童还面临巨大的心理压力。由于相貌变丑、肢体功能丧失,他们受到外界的歧视,性格变得自卑、孤僻,无法进行正常的人际交往与生活。他们主动或被动逃离人群,从而失去了受教育和工作的机会,生存与发展无法得到保证。

其次,事故给家庭带来了诸多的负面影响。一个烧烫伤儿童的初期治疗费用一般在一万元左右,后期还要进行多次矫形整容手术及康复治疗,所需费用高达上万元乃至几十万元。患儿家庭多属中低收入家庭,年收入低于5000元的占56.3%,5000—10000元的占29.1%。在高昂的医疗费用面前,不少家庭因病致贫、返贫;由于付不起治疗费用,不少家庭在婴幼儿被烧烫伤后放弃治疗,致使患儿受伤肢体无法恢复功能,造成终身残疾;一些父母由于无法承受事故带来的精神打击与经济压力,而将患儿推向社会,或自己离家出走,严

---

[1] 中国人口福利基金会:《七省区"灶连炕"烧烫伤流行病学调查报告》(打印稿),2015年。

重影响到患儿的生存及其家庭的正常生活。

最后,烧烫伤事故对和谐社会的建构也造成了一定的负面影响。事故增加了大批残疾人口,致使患儿辍学,远离社会,不仅影响到人口素质的提高,而且给社会带来了巨大的经济负担。而患儿被边缘化、受排斥的状况则使其长期生活在心理阴影之中,成为潜在的社会不稳定因素。

显然,儿童烧烫伤不仅是一个医学与公共卫生问题,而且也是农村贫困地区的家庭问题,一个影响到社会和谐稳定的社会问题。对于这样一个问题,仅靠来自医学与公共健康领域的研究是不够的。现有研究将事故的原因笼统地归于家长的疏忽大意与孩子的好动天性及安全意识的缺乏,这种解释不仅没有明确事故的责任主体,而且缺乏足够的说服力。比如,为什么频发的事故并没有使家长变得周到细心,从而降低事故的发生率?我们能够教育儿童不要好动,树立其安全意识并指导其行动吗?由于发生烧烫伤的场景在家庭中,因此我们需要回到家庭,了解家长对事件过程的叙述与解释,进而梳理出事故背后人们的认知基础与风险归责。

三、"灶连炕"烧烫伤与风险归责

我国北方地区冬季寒冷漫长,由于自然与经济条件所限,大部分农村仍用火炉来煮水、做饭并取暖。炉灶与火炕相连,同时为在炕上娱乐、睡觉的家人驱寒供暖。由于炉灶和火炕之间没有分隔物,在攀爬、玩耍时,儿童很容易由于好奇、行动失控等原因掉入火炉的炉盘或炉上的锅中,导致烧烫伤事故的发生。因此,对于漫长冬日大多数时间在炕上活动的儿童来说,"灶连炕"的客观风险是显而易见的。然而,客观风险的存在并不必然导致人们对风险的规避,如何认识客观风险并进行风险归责,才是影响事故发生的重要原因。

伴随工业化与全球化进程的深入推进,食品安全、环境污染、恐怖袭击、传染病、核泄漏等突发事件此起彼伏,使得人们生活中的不确定性与风险意识日增,风险成为现代社会的重要表征受到学术界的极大关注。目前,对现代社会风险的研究大体有三种理论范式:风险社会理论、风险治理理论与风险文化理论。前两种理论范式将风险作为全球化的内在品质加以探讨,认为现代社会越来越多的各种风险是技术理性的必然产物与现代制度的固有困境,是全球化不可避免的客观现实。而风险文化理论则认为,现代社会的风险并没有增加或减少,大量增加的是人们的风险意识。① 比如,在经济欠发达地区和亟待开发地区,环境污染很少引起关注,而在发达国家则被视为风险。因此,风险是一种心理认知与主观意识的结果,是一种文化建构。在现代社会,科学技术迅猛发展带来的风险可能已经有所降低,但是由于处于特定文化中的人们的认知程度提高了,因而人们感觉风险在增多。

早在1982年,玛丽·道格拉斯(Mary Douglas)与阿伦·维达夫斯基(Aaron Wildavsky)就出版了《风险与文化》一书,批判经济学、心理学等学科看待风险的偏见。他们认为,风险固然有其真实性,但社会准则却决定了人们选择去关注何种风险,科学中立的、不受政治与道德影响的风险观念是不存在的,社会背景与文化极大地塑造了人们对风险的感知与认知。运用跨文化比较法,他们解释公众不断增强的风险意识,探讨人们对风险的感知与选择如何被社会建构,开创性地将社会文化与风险联系在一起。② 风险感知研究所揭示的重点不在于风险实际存在与否,而是社会如何认知与选择风险。因此,风险认知并不与物理世界的实在性相违背,而是建立在这种实在性之上的社会过程。进一步说,风险是真实的,但对风险程度的认知是社会建构的,每个社会所拥有的风险观念都是其感知的结果。人们通过文化过程来调节对风险的感知,使其成为一种文化建构。而风险文化,正是一些制造、扩散风险的文化特质。

在强调风险的文化认知的基础上,道格拉斯转向了风险归责的研究,进一步揭示不同社会的文化因素,特别是道德因素与政治因素如何形塑风险。风险与责任密切相关,在确定何为风险以及谁应当为风险负责的问题上,现代社会的人们把它看作中立、客观的责任分配方式,以及对危险根源的科学分析。然而,倘若风险本身就是一种社会文化建构,那么对风险的归责自然也是社会的产物,人们不可避免地要采用带有道德和政治含义的文化框架(cultural frames)。风险归责(risk blame),就是为风险事件/事故找责任人。③ 归责的过

---

① Deborah Lupton, *Risk and Sociocultural Theory: New Directions and Perspectives*, Cambridge University Press, 2000.
② Mary Douglas and Aaron Wildavsky, *Risk and Culture: An Essay on the Selection of Technological and Environmental Dangers*, University of California Press, 1982.
③ Mary Douglas, *Risk and Blame*, Routledge, 1996.

程是一种道德化的过程,属于正常的文化活动,人们审视自己周围那些较为显著的风险,通过责备他人来纾解其带来的危害。风险文化研究通常不是从风险本身出发,而是从确定责任人并谴责他们开始,风险也应从"确定应谴责谁"的意义上去理解。

现在回到"灶连炕"烧烫伤意外伤害。用家长的"粗心大意"或患儿的"好动天性"来解释这种在北方农村地区季节性频发的、具有地方流行病学特征的公共健康问题,显然缺乏足够的说服力。下面让我们通过患儿家长的回忆与追溯,看他们是如何描述并解释事故发生经过与原因的,其叙事背后又隐含着怎样的风险归责逻辑。

在2015年内蒙古儿童烧烫伤社会调查过程中,笔者还在自治区与相关县市计生委的协调下,先后深入呼和浩特市与四子王旗的两个村子,对十数名烧烫伤患儿的家长进行了较为正式的访谈。访谈内容涉及烧烫伤事故发生的时间、具体场景、治疗情况、费用问题、家庭影响、孩子的康复情况,以及对事故发生原因的分析,等等。发生烧烫伤事故时,这些儿童的年龄都在7岁以下。

通过对访谈资料的编码与定性分析,笔者发现风险归责——即指出谁应当为事故负责——构成了患儿家长叙事必不可少的内容,而发生事故的儿童所处年龄阶段不同,家长对事故的风险归责也表现出差异。

个案1 晓伟①,男,2008年8月生,内蒙古呼和浩特市某村人,和爸妈住一间"灶连炕"结构的土坯房里,爸爸常年在外打工,妈妈魏连梅在家种地兼照顾孩子和公婆。2009年3月的一天,天气寒冷,魏连梅将炉灶的火烧得很旺,火上的锅也烧得很烫。晚上11点左右,魏连梅看晓伟在炕上睡熟了,便到隔壁院子去看生病的婆婆。20分钟后回到自家屋里,却发现8个月大的晓伟坐在锅里,已经哭不出声来了!晓伟被魏连梅连夜送到呼和浩特市医院并多次住院治疗后,仍无法正常学习与生活。虽然事隔多年,谈到这件事魏连梅仍忍不住泪流满面:

> 孩子那么小,造成了这样(的结果)都是我的责任。不管怎样,我不吃不喝也要把孩子治好,看不好孩子的病是我一辈子的心病……

---

① 按照惯例,以下案例中涉及人员均为化名。

个案 2 王浩霖,男,2011 年 1 月生,内蒙古四子王旗某村人。2011 年 12 月 2 日下午,爸爸王杰放羊回来时,妈妈孟俊芳把不到 1 周岁的孩子浩霖拴好①后出去帮丈夫圈羊。没多久,孟俊芳听到屋里孩子的哭声,便跑回屋,发现孩子左头部已经搭在炉灶上面有半锅烫水的锅里,正在哭着挣扎。后来,家里借债近 10 万元做了植皮等基本治疗,但已经无力支付后续高昂的整形治疗费用。回忆起这件事,孟俊芳悔恨交加:

> 当时锅里的开水是因为晚上要做饭。孩子他爸放羊回来,我就把孩子拴好出去帮着圈羊,锅盖没有盖上,我后悔极了,这辈子都后悔,后悔不该出去圈羊!

从晓伟和浩霖的例子中可以看出,父母对幼儿的照看不能说不细心,他们是看到幼儿睡熟或已经给他采取了必要的防范措施,认为风险消除后才离开孩子身边的。当事故发生后,父母也会主动承担责任,认为是自己的疏忽造成了意外的发生。然而在两岁及以上幼童发生烧烫伤事故的家长的叙述中,笔者能够明显地感觉到家长对孩子的照看变得粗放,甚至粗心大意。

个案 3 彭乐芳,女,2010 年 5 月生,内蒙古四子王旗某村人。2012 年 10 月的一天,早上 7 点,彭乐芳一个人在奶奶家的炕上玩耍时,掉进盛有半锅开水的锅里,腰部和右腿部烫伤严重,住院治疗花费 5 万块钱,家庭很快陷入了赤贫状态。

个案 4 董智,男,2004 年生,内蒙古四子王旗某村人。2006 年 10 月某日的早晨,妈妈在炕下削土豆,一边准备做饭,一边看着两岁的董智手拿小熊猫布玩具在炕上转圈玩。转着转着,董智忽然失去平衡掉进了炉灶上的开水锅里,被大面积烫伤。

个案 5 张星宇,男,2000 年生,内蒙古四子王旗某村人。2002 年 9 月的一天,下午 6 点,星宇在炕上扶着墙玩耍,妈妈在屋子远离炕的一角擀面做饭,偶尔瞟一眼炕上的星宇。连着炕的炉灶上正烧着一锅热水,星宇不小心一脚

---

① 当地人有个习惯,在远离炉灶与炕沿的炕上或墙上钉个大铁钉,大人外出干活时,就用绳子把幼儿拴在铁钉上,以免他们掉下炕或爬到炉灶上。

踩翻了开水锅,造成了严重的烫伤。

从以上三个案例可以看出,家长主观上对两岁左右幼儿独自在炕上玩耍所面临的客观风险已经不再有清醒的认识,他们的照看也不再细心周到。然而在事故发生后,他们还是会把责任归于自己:

> 看见孩子烫成这样,很可怜,自己心里很难过。现在想的就是多干活多挣钱,将来能给孩子治病,让孩子头上长头发,胳膊也能伸直……孩子烫伤后,我也不敢带着孩子到别人家。村里的人都安慰我:"不怕的,以后科技发达了,攒点钱再给娃看病。"听了村里人的话我心里更难过,回到家悄悄地哭。唉,那几年亲戚们都骂我:"你咋看的娃娃!"这娃以后可咋办?咋读书?咋找媳妇?
>
> (星宇妈妈)

个案6 王慧,女,2003年8月生,呼和浩特市新城区某村人。2006年8月,3岁的王慧随妈妈陈志清到姥姥家。姥姥在炕下烧水做饭,妈妈在外面收拾院子,王慧独自在炕上的窗台边玩耍,不小心摔进灶台上的锅里。陈志清听到孩子惨烈的哭声后飞跑进门把孩子从锅里抱出来,打电话叫120救护车送到253医院。之后的几年,家里为王慧治病花完了所有积蓄并不断借债,再也没钱继续给孩子看病了。

> 这几年孩子经常感冒,浑身痒。这辈子我也不会原谅自己,当时我都不想活了。看娃娃可怜,长大了可咋办?娃娃连个半袖都不能穿,她现在大了,不让别人看……
>
> (王慧妈妈)

然而随着事故发生时幼童年龄的加大,家长不仅主观上忽视了孩子独自在炕上玩耍时面临的风险,而且在叙述过程中逐渐将事故的责任转移到了孩子身上,她们以或直接或隐晦的方式指出,事故是孩子"不小心"、"不听话"造成的。

个案7 张嘉乐,女,2008年12月21日生,内蒙古四子王旗某村人。2013

年 6 月的一个下午,嘉乐的妈妈在火炉上烧开了水正要煮面,在炕上跳着玩耍的嘉乐身体失控掉进了锅里,造成了大面积烫伤。

> 家里人老早跟她说要离灶台远一点,那里危险。那么大的人了,就是不听话,爱在炕上蹦……当时我吓懵了,又看她那么可怜,不忍心怪她,赶紧拉着上医院了。
>
> (嘉乐妈妈)

个案 8 舒仝,男,2008 年 10 月生,内蒙古呼和浩特市托克托县某村人。2012 年 9 月的一天,晚上 7 点左右,舒仝的妈妈在炕下准备做饭,奶奶在院子里干活,在炕上玩耍的舒仝不小心脚踩到了低于炕的锅台上失去平衡,仰面朝天地摔进锅里,很快导致休克。事后家里花光了全部积蓄,至今没有治好。舒仝的爸爸成年在外打工的钱都用来看病还债了。

> 刚发生(事故)的时候都懵了,顾不上想,赶紧打 120 急救送医院了……现在家里成了这样,有时候看着他(指舒仝)又是心疼,又是生气。你说那么大的人了,说了多少次炉子危险,就是没有当回事!不让大人省心,一点不懂事。
>
> (舒仝妈妈)

风险与责任天然具有密切联系。每当有事故发生,人们总会找出相应的责任人来承担罪责。而且每个群体都有一套建立在共识基础上的问责机制,它们预先选择应当为风险负责的对象,以解释意外事故发生的原因。[①] 从对家长的访谈中可以明显感觉到,对于 7 岁以下幼童发生的烧烫伤事故,家长们也有一套共享的问责逻辑在发挥作用,这使他们在对风险归责时表现出一定的规律性:对于那些不满周岁的婴幼儿,家长们会主动负起照看他们的责任,一旦发生安全事故,他们便会责怪自己考虑不周全;等孩子过了周岁,开始牙牙学语并蹒跚学步,家长们对孩子的照护就慢慢变得粗放起来,常常是在干其他

---

① 黄剑波、熊畅:《玛丽·道格拉斯的风险研究及其理论脉络》,《思想战线》2019 年第 4 期。

活的时候连带看护孩子,这是事故在 1 岁以上孩子中高发的主要原因。不过这个年龄的幼儿一旦出事,家长还是会主动承担事故的责任,认为问题在于家长自己;而随着孩子年龄的进一步增长,家长在不时提醒孩子周围潜在风险的同时,开始悄然把安全责任转移到了孩子身上,让他们为自己的行为负责并学会规避风险,一旦发生烧烫伤事故,家长就会认为这是孩子"不听话"、"不小心"或"不懂事"造成的。这种风险归责的认知与责任转移的行为背后,是农村地区传统的家庭伦理与儿童教养理念,它们被农民内化为对社会秩序与道德教化的执着,塑造了"灶连炕"烧烫伤风险的表现形态。概言之,患儿家长的风险归责逻辑所揭示的,是传统文化中家庭伦理与儿童教养理念对风险的形塑,是"灶连炕"语境中的一种风险文化。

四、"灶连炕"语境中的风险文化

教育人类学认为,教育是文化传递与人性转变的过程。从这个意义上讲,教育就不仅指学校教育,家庭更是实现文化传递与人性转变的重要场域。儒家传统重视人的道德教化与书本知识学习,这成为绵延不绝的文化基因,塑造着我国从家庭到学校的教育理念。这些教育理念还通过谚语、格言警句、对联、民间唱本等民俗形式,渗透到了民众的日常生活中,塑造着人们的观念与行为。作为儿童的重要启蒙读物,《三字经》、《弟子规》、《千字文》等文本至今在家庭尤其是农村家庭教育中发挥着重要作用。《三字经》开篇讲学习之于人的重要性,学习的内容则是以"孝"为首的儒家道德信条,所谓"百善孝为先"。而《弟子规》开篇就对"孝"作了充分的阐发:"父母呼,应勿缓;父母命,行勿懒;父母教,须敬听……亲所好,力为具;亲所恶,谨为去。"简言之,"孝"就是不违背父母的意愿,听他们的话。正是子女对父母、晚辈对长辈的顺从,构成了中国家庭伦理的基础,也成为维护社会秩序的基础。为此,从幼童具备了初步的理解能力开始,很多父母就要求他们"听话",做一个"懂事"的孩子。4 岁就给哥哥让梨的孔融、9 岁就给父亲暖被窝的黄香,成为父母眼中"好孩子"的典范。"农民的孩子早当家",越早"懂事"的孩子越受人们称道。正是这样一种伦理教化传统及对社会秩序的追求,客观上塑造了农村家长对"灶连炕"烧烫伤的风险感知与归责。

风险是一种可能发生也可能不发生的危险,具有不确定性。风险是客观存在的,而不确定性则具有主观性。① 在我国北方农村地区,"灶连炕"对儿童的客观风险显而易见。而父母基于儿童教养与维护社会秩序目的而形成的对风险的认知与态度,则进一步加大了风险的不确定性,形成了一种农村家长所共享的风险文化,这种风险文化很大程度上塑造了烧烫伤事故在不同年龄阶段儿童中的流行,也带来了巨大的家庭与社会问题。

由于生活条件所限,北方农村地区可供婴幼儿活动的空间很有限,不满周岁的婴幼儿大多时间在炕上或卧或坐。不过由于这个阶段婴幼儿的自身活动能力弱,活动范围小,加之父母担负起了该阶段婴幼儿的饮食、起居、安全等方面的全部责任,大大降低了"灶连炕"引发烧烫伤事故的不确定性,这也是该阶段婴幼儿虽然没有风险意识且几乎全部时间都待在炕上,事故发生率却不高的原因。进一步分析数据可以看出,该年龄段的烧烫伤又集中发生在七八个月后开始学会爬行的幼儿中间。

从学习爬行开始,幼童就通过身体活动积极探索与发现周围的新事物。1岁左右学着行走后,更是幼儿身体发育的一个关键时期。身体运动带给幼童越来越大的自主性与行动力,也带给了他们极大的快乐。从蹒跚学步到稳步行走再到奔跑、跳跃,幼童积极寻求扩大活动空间,以享受身体运动与发现新事物带来的乐趣。伴随着活动量的增加,不仅幼童身体的各项活动能力提升,其心理也在发生变化,语言表达与理解能力逐步提高。到了大约 18 个月左右,儿童开始学习集中注意力与自我控制。

相对于身体的快速发展,儿童的心理发展缓慢而不稳定。在较长时间内,他们的注意力集中程度极低,很容易从一个事物很快转移到另一事物。此外,他们会关注新鲜、有趣、信息量丰富的事物,而不仅仅注意与自己直接相关的信息。② 儿童虽然很快具备了一定的理解能力与初步的自控力,但其自我意识尚未成型,随时会在受到外部事物吸引的情况下转移注意力,产生冲动行为。身心发展的这种不协调性造成了其行为的不确定性与不可预测性,使他们对外界的客观风险缺乏一贯的认识与应对,从而增加了意外事故发生的可能性。

---

① 斯万·欧维·汉森:《知识社会中的不确定性》,《国际社会科学杂志》2003 年第 1 期。
② 艾莉森·高普尼克:《宝宝也是哲学家:学习与思考的惊奇发现》,杨彦捷译,浙江人民出版社,2014 年,第 99—122 页。

然而，农村家长很少意识到儿童身心发展不一致这一特点。当幼童开始学着爬行，并表现出语言方面的理解力时，家长就提醒幼儿炉灶的危险性，要求他们听话，远离炉灶。随着儿童活动能力的增强，尤其是语言表达与理解能力日渐稳定，家长开始给儿童灌输安全意识，认为只要儿童对风险有了正确的认识，就应该能够控制自身行为，主动规避风险。基于这样的认识，家长们在要求孩子"听话"的同时，还要求他们像成人一样行事，要"懂事"。

随着儿童表现出了对自己行为初步的自控力时，家长开始放松了对儿童的看管，不知不觉中将规避风险的安全责任转移到了孩子身上。家长的这种做法极大地高估了儿童的认知能力与自控能力，忽视了儿童心理的不稳定性、行为的不可预测性与冲动性，从而在客观上加大了该年龄段儿童事故的发生率。[①] 笔者在访谈中发现，很多烧烫伤事故都是在这种情况下发生的。

个案9 王金芳，女，2002年生，内蒙古四子王旗某村人。2004年3月的一个下午，母亲送亲戚出门，父亲在炕沿准备下地。看到父亲下炕，正在炕上玩耍的金芳向他跑过来，脚下一滑掉进了灶台上的锅里，右脸、右胳膊及右胸部严重烫伤。

个案10 姜燕，女，1999年2月生，内蒙古呼和浩特市新城区某村人。2001年11月的一天下午，姜燕在地上玩耍，母亲卜桂琴烧了一锅开水，拎到院里给猪拌食。几分钟后回来，发现姜燕已经爬上炕后掉进了锅里，造成深度烫伤。

显然，以上两个事故都是家长忽视了孩子心理的不稳定性与行为的不可预测性，并将安全责任转移到孩子身上造成的。此外，在风险归责过程中家长的语言习惯也构成了风险文化的一部分。在谈及事故时，家长常常将其归于自己的疏忽大意或儿童的"不小心"、"不听话"乃至"不懂事"，这种语言表述习惯将事故视为一种意外或主观因素的结果，使得"灶连炕"引发事故的客观风险被基本忽视，也使得家长长期安于在事故发生后去被动应对，极少考虑采取积极主动的干预措施，降低客观风险。显然，在北方农村地区"灶连炕"烧烫伤意外伤害中，风险的主观建构与风险文化的作用不容忽视。

随着年龄的增大，儿童开始到室外开拓更大的活动空间，客观上减少了他

[①] 劳拉·E.贝克：《婴儿、儿童和青少年》，桑标等译，上海人民出版社，2008年，第533页。

们接触"灶连炕"的机会。儿童风险意识与自控能力的日渐提高,又在主观上使其规避风险的能力增强。4岁以上的儿童中,烧烫伤的发生率逐渐下降。到了学前班或小学后,儿童的大部分时间在学校度过,回到家除做作业、吃饭外,在火炕上主要是夜间睡觉,这大幅度缩短了儿童在火炕上活动的时间,减少了烧烫伤发生的机会,事故发生率大幅下降。

五、结语

风险文化理论认为,风险是文化认知的结果,是某一具有共同价值观念、制度规范、行为方式与生活习俗的社会群体对风险的感知、认识与归责,对风险的管理与控制也应侧重于心理与文化等方面,通过改变人们对风险的心理感知与文化对风险认知的影响,改变风险文化。因此对风险的认知本身暗含了解决问题的办法。

中国文化重视对人的道德教化与社会化,从小对儿童提出了以孝为首的各种道德要求,希望他们能够尽早"听话"、"懂事",以此确立、维护家庭与社会秩序。然而大多数家长,尤其是农村地区的家长对儿童身心发展的阶段性特征是较为无视或者无知的。由于不切实际的道德要求与儿童身心发展的阶段性和不稳定性特征格格不入,大多数儿童的表现总是无法与家长的期望相符,这在很大程度上增加了儿童的风险,并造成意外事故的发生。在"灶连炕"的语境中,这种文化造成的风险以烧烫伤事故频发的形式表现出来。

进入新世纪以来,除了对烧烫伤的临床治疗与救治外,相关的预防干预工

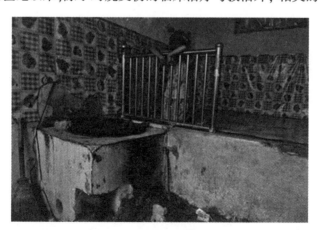

作也在逐渐展开。2015年后,中国人口福利基金会开始尝试与地方机构合作,开展"灶连炕"预防干预项目,通过在农村居民家中的火炕与炉灶之间安装防护栏,阻断"灶连炕"的客观风险,降低婴幼儿烧烫伤事故的发生率。此外,随着社会转型与城镇化进程的推进,农村地区的"灶连炕"等文化设置也会逐渐进入被改造乃至消亡的过程。

斯科特·拉什(Scott Lash)认为,实实在在的风险并不重要,风险社会的核心是风险文化。① 虽然随着预防、改造项目的开展与社会文化的变迁,我国北方农村地区"灶连炕"儿童烧烫伤的风险逐渐降低,但1—7岁儿童作为交通、窒息、溺水等意外伤害最易感人群(vulnerable group)的事实提醒我们,外部世界充满了各种客观真实的风险,而该年龄段儿童身心发展的特点使其面对这些风险时极其脆弱,很容易受到伤害,而传统文化对儿童的人格期待使得这些客观风险变成真实伤害的可能性大大提高。本研究的目的不在于提供降低"灶连炕"儿童烧烫伤意外伤害的政策建议,而是通过这一案例,考察农村地区家庭教育中一以贯之的对儿童"听话"、"懂事"的文化要求,以及这种文化所包含的潜在风险。在不同的场景中,这种风险文化会以不同形式的儿童意外伤害表现出来。因此,要想切实减少儿童意外伤害的发生,除了营造安全的外部环境,通过积极的预防干预措施消除客观风险因素外,更应该着手改变以培养"听话"、"懂事"的孩子为目标的儿童教养理念,改变农村家长把风险责任过早地转移到儿童身上的做法,以重塑人们对儿童所面临风险的认知与行为,切实改变风险文化。

---

① 斯科特·拉什著,王武龙编译:《风险社会与风险文化》,《马克思主义与现实》2002年第4期。

居住方式、家庭策略与老人的主体性

——基于广西一个贫困村落的调查*

当前关于农村老人的研究多宏观理论分析而少微观经验研究,多客体化的外部视角而忽视了家庭的能动性与老人的主体性。基于在广西的田野调查,本文考察老人的居住方式及当地民众为解决婚姻、养老、生存等问题所采取的家庭策略,以及这些策略对老人生活的影响。研究发现,作为主要的家庭成员,老人主动承担力所能及的家务与生产劳动,程度不同地参与家庭决策,在家庭中持续发挥作用。在青年人婚姻方式的选择、家庭的分合决策中,人们采取了灵活多样的家庭策略,其间老人的生存需求也被纳入考虑,而没有被忽视或牺牲。在乡村振兴的时代背景下,充分认识并调动家庭的能动性与老人的主体性,激发农村的内生动力,对于妥善解决农村养老问题、实现乡村振兴具有积极意义。

一、研究背景与主题

二十世纪八十年代以来伴随城市化进程的加速,我国农村青壮年大量涌向城镇,留下越来越多的老人留守乡村,成为普遍的社会现象。由于农村老人缺乏稳定的收入来源与生活保障,加上劳动力外流削弱了传统家庭的养老功能,老人的生存状况日趋恶化。

学界对农村老人的关注,最初集中在劳动力外流带来的老人留守现象,如父权的衰落与老人地位的下降、留守老人的生存状况与养老困境、老人与隔代监护、老人与农业生产、[①] 农村老人自杀[②] 等等。随着老龄化步伐的加快与国

---

* 本文为国家社会科学基金一般项目"扶贫项目评估"(项目批准号:18BSH34)阶段性成果,与杜婷婷合著,原载《思想战线》2021 年第 4 期,略有改动。
① 贺聪志、叶敬忠:《农村留守老人研究综述》,《中国农业大学学报》(社会科学版)2009 年第 2 期。
② 王武林:《中国老年人口自杀问题研究》,《人口与发展》2013 年第 1 期。杜姣:《城市化(转下页注)

民经济的快速发展,老龄化与养老问题成为社会各界关注的焦点。

对农村老人的研究集中在人口学、社会学与人类学等学科领域。人口学家借助人口统计数据与量化分析,考察老人的居住模式、家庭形态、得到的家庭与社会支持程度,以及老人的生活满意度等。社会学从宏观层面探讨如何建立健全农村养老保障体系,制定社会支持政策,改善农村老人的生存状况。在人类学领域,景军及其研究团队近年发表了不少关于养老的文章,探讨中国养老面临的困境,侧重挖掘国际社会或文化传统中可资利用的养老理念与实践。① 总体而言,关于老龄化与养老的微观经验与实证研究较少。在2009年发表的一篇有关留守老人的综述文章中,贺聪志与叶敬忠认为该领域政策与现状研究多而深入的经验研究少,指出"很少有学者对留守老人自己和家庭的应对策略、留守老人获得的正式和非正式支持等进行分析"②。这一判断同样适用于当前农村老人与养老的研究现状。

2020年底我国的扶贫攻坚取得了历史性突破,绝对贫困问题得到了彻底解决,乡村振兴成为新时期农村发展的重要战略与主旋律。在这种历史背景下,及时总结农村地区在解决贫困问题时的应对策略与成功经验,对于充分挖掘农民的内生动力,妥善解决农村养老问题,实现乡村振兴的宏伟目标具有积极意义。

2019年,笔者以广西壮族自治区的一个贫困村落——乙丑村③为田野点,考察当地老年人的居住方式与生存状况,以及在贫困与精准扶贫语境下,家庭为解决青年人的婚姻、家庭的生存与发展以及养老等问题采取的策略,并就这些策略对老人生活的影响进行分析。从田野调查的情况看,农村老人在生产

(接上页注)背景下农村老人利他型自杀的形成机制分析——基于鄂中地区S村的个案研究》,《南方人口》2017年第2期。徐京波:《农村劳动力外流背景下的家庭离散与老人自杀问题透视》,《西北农林科技大学学报》(社会科学版)2017年第2期。

① 景军、赵芮:《互助养老:来自"爱心时间银行"的启示》,《思想战线》2015年第4期。方静文:《超越家庭的可能:历史人类学视野下的互助养老——以太监、自梳女为例》,《思想战线》2015年第4期。方静文:《从互助行为到互助养老》,《中南民族大学学报》(人文社会科学版)2016年第5期。景军、吴涛、方静文:《福利多元主义的困境:中国养老机构面临的信任危机》,《人口与发展》2017年第5期。景军、高良敏:《寺院养老:人间佛教从慈善走向公益之路》,《思想战线》2018年第3期。陈昭、高良敏:《寺院养老的灵性生活秩序:从俗智到圣智的转变》,《思想战线》2019年第2期。
② 贺聪志、叶敬忠:《农村留守老人研究综述》,《中国农业大学学报》(社会科学版)2009年第2期。
③ 按照惯例,本文的具体地名和人名均为化名。

生活中主体作用的持续发挥,以及家庭作为一个整体在解决面临问题、改善生存条件方面所采取的灵活多样的策略,能够为今后解决农村养老问题提供一些有益的启示,为早日实现乡村振兴夯实牢固的基础。

二、田野点概况

乙丑村地处广西西南县大石山区,那里石山林立,土地贫瘠,水源奇缺。当地气候属南亚热带湿润气候,年平均气温20.7℃。全村土地总面积1.9万亩,其中耕地2446.5亩,人均耕地面积0.84亩,全部为旱地。农民以种植玉米为主,兼种黄豆、红薯,养殖黄牛、肉猪、鸡、黑山羊等。农户的主要经济来源是劳务输出,80%以上的青壮年劳动力在外务工,一般在附近的林场做伐木工人,也有的到外省从事体力活或技术活。

乙丑村隶属西南瑶族乡,下辖48个村民小组、68个自然屯,2019年户籍登记人口851户3022人,其中75.20%是壮族,23.67%是瑶族,1.13%是汉族与其他少数民族。在3022人中,60岁以上老人463人,占总人口比例的15.32%,其中80岁以上老人59人,五保户27人,老龄化程度较高。

自1984年国务院发布《关于帮助贫困地区尽快改变面貌的通知》后,西南县就被划定为国家级贫困县。作为该县14个深度贫困村之一,乙丑村成为西南县的扶贫重点。2001年,国务院扶贫办与联合国开发计划署(UNDP)组织了贫困社区参与式发展规划项目,将乙丑村作为西南地区的整村推进试点村,进行了项目规划与持续数年的扶贫工作,当地的交通、用水、住房、医疗等条件得到了大幅度改善。①

2014年,西南县启动精准扶贫工作,乙丑村以西南市交通局为后盾单位,成立了由来自市交通局蒙海山,西南县交通局张良、韦皓,以及乡政府成员组成的驻村工作队,负责乙丑村的精准扶贫工作。到2015年11月底,乙丑村通过投票选出贫困户425户1528人,并为他们建档立卡,从生产、生活、教育、医疗等方面予以全面扶持。贫困户全部为低保户,每月可领取140—280元不等的低保金。此外,当地80—89周岁老人每月可领取高龄补贴80元,90—99岁

---

① 张有春:《贫困、发展与文化——一个农村扶贫规划项目的人类学考察》,北京:民族出版社,2014年,第86—87页。

老人可领取130元,100岁以上的老人可领取400元。

2015年,西南县实施易地搬迁政策,将住房条件差、居住环境恶劣的建档立卡贫困户搬迁至安置区集中居住。建档立卡贫困家庭只要每人出2500元,就可在搬迁点摇号选择一套住房,住房面积视家庭人口数量而定,人均居住面积约20—30平方米。截至2019年8月,乙丑村分10批次共易地搬迁138户,极大地改善了贫困户的居住环境。

经过数十年的扶贫攻坚,乙丑村的绝对贫困问题得到了彻底解决。然而由于自然环境恶劣、生产条件差,这里的相对贫困将长期存在,人们面临着极大的返贫风险,进而对乡村振兴工作产生负面影响。在这种情况下,只有将村里各类人群的生存状况纳入视野并持续加以改善,才能降低返贫风险。而在人口老龄化与年轻人不断外流的背景下,农村老人的生存状况无疑是需要关注的重点。

三、老人的居住方式与生存状况

居住方式在很大程度上反映了亲子关系的亲密程度,影响到子女的赡养行为,也塑造了老人与子女的互动模式,①因此被学界认为是认识老人生存状况与生活质量的重要切入点。②根据所占比重的大小,乙丑村老人的居住方式依次为以下几种:与子女居住、夫妻居住、独居、与亲属居住、兄弟居住及敬老院居住。

(一) 与子女居住

乙丑村有375名60岁以上老人与子女生活在一起,占老人总数的81%左右。其中有约一半是父母与子女居住,其余为丧偶一方与子女同住,也有老年夫妇分别与不同子女居住的情况。除无子女家庭外,父母与子女分开单过的情况较少,也没有北方农村地区存在的多子女老人在几个子女家轮流居住的"轮养"方式。③ 与子女居住的老人多留守在家,支持儿女外出打工。

---

① 谢桂华:《老人的居住模式与子女的赡养行为》,《社会》2009年第5期。王跃生、吴海霞、李玉柱、王磊:《社会变革时代的民众居住方式:以家庭结构为视角》,北京:社会科学文献出版社,2016年。
② 王跃生:《不同地区老年人居住家庭类型研究——以2010年人口普查数据为基础》,《学术研究》2014年第7期。
③ 王跃生:《北方农村老年人"轮养"方式研究——基于河北调查数据》,黄宗智编《中国乡村研究(第10辑)》,福建教育出版社,2013年,第253—279页。

案例1 蒙翠莲已经77岁了。① 二十多年前,两个儿子先后成家,为了照顾两个小家庭的生活,蒙翠莲与老伴各随一个儿子生活。与大儿子同住的蒙翠莲最初在家操持家务,等儿媳生子后,她又帮着照料孩子。后来大儿子夫妇一起到南宁打工并带走孩子,留下蒙翠莲照看家宅,养鸡种菜。儿子一家逢年过节与农忙时回来,给她一定的生活费用。蒙翠莲的老伴在二儿子家,过着和她同样的生活。

在乙丑村,很少有老人被抛弃或因养老问题而引起兄弟间纠纷的情况,究其原因,这里的老人从来不被认为是子女的负担或赡养对象,而是作为一个能动的主体,在家庭事务中持续发挥着作用。只要没有到卧病在床或生活无法自理的程度,老人们就会操持家务,照料庄稼,这对整个家庭的生存而言意义重大。这样的安排常常不是由子女作出,而是为了应对生存困境,家庭作为一个整体所采取的应对策略。

(二) 夫妻居住

夫妻居住指只有老年夫妇二人在一起居住生活的情况。乙丑村有19户老年夫妇组成的核心家庭,其中有无子无女或子女出嫁的,也有几户是儿子婚后分开单过的。

案例2 蓝佳成夫妇均已年逾古稀,有两儿一女。女儿出嫁后,由于贫困,两个儿子也先后"外嫁"做了上门女婿,剩下老两口相依为命。蓝佳成夫妇在门前较为平坦的地上养鸡种菜,并领取贫困补贴维持生计。他们平日很少用现金消费,当生病住院时,由三个子女共同承担费用。

嫁出的子女(包括"嫁"到别家做上门女婿的儿子们)很少与父母的家庭在同一村子,一般居住距离较远。他们虽然能够为父母提供一定的经济支持,但无法提供日常照料与情感陪伴,这与已有研究发现契合。② 而娶妻成家后与父母分开单过的儿子们则多住在父母居所附近,与父母的家庭在生产生活方

---

① 本文中调查对象的年龄为2019年的数字,下同。
② 谢桂华:《老人的居住模式与子女的赡养行为》,《社会》2009年第5期。

面存在很多交集,能够互相帮衬扶持。等老年夫妻中一方离世后,另一方多搬去与儿子同住。

(三) 独居

乙丑村有独居老人20户,其中有丧偶的,也有单身未娶、父母双亡的男性老人。这些老人都属于五保户,每月可从民政部门领取450元的基本生活费。他们生活自理,很少能获得生活与情感支持。

案例3 蓝瑞,74岁,长期与妻子及独子生活在一起。蓝瑞在家照顾病重的妻子,儿子则在附近工厂伐木以补贴家用。2016年,妻子因病去世;2018年,儿子又不幸遭遇车祸身亡。此后,蓝瑞每月领取450元的五保补贴,一个人生活。

乙丑村消费水平很低,除了油盐酱醋与穿衣、水电等日常支出与看病外,现金消费并不多,政府的五保补贴基本可以满足独居老人的日常开销。由于那里交通不便,五保户过着与世隔绝、自生自灭的生活。用村民的话说:"国家给单身老人五保,就养起来了。(那些)没有瘫痪在床的,都是自己做饭,亲戚邻居偶尔过来看一眼,到不能动了也就死了。"

(四) 与亲属居住

乙丑村有8位老人与叔侄、(堂)兄弟姐妹等直系血亲之外的亲属住在一起。

案例4 蓝永基,62岁,患有轻度精神障碍,一直没有成家。父母去世后,他成为五保户,每月领取五保补贴。看到蓝永基生活无法自理,其堂弟蓝永飞将他接去,与自己一家四口一起生活,并领取他的补贴支付日常开销。当被问到为什么接堂哥到自己家时,蓝永飞只淡淡地说:"看他吃不上饭嘛,不接过来你说咋办?"

在乙丑村,照料没有成家、生活无法自理的叔伯或(堂)兄弟姐妹,似乎是一件理所应当、不值一提的事情。按乙丑村村民的话说:"也就是吃饭多一双筷子的事情。"65岁的蓝立强老人天生腿有残疾,行动不便,父母去世后,就被妹妹接去,与妹妹一家生活在一起。

(五) 兄弟居住

乙丑村自然环境恶劣,生存条件差,当地女孩纷纷外流,外地女孩又不愿意嫁进来,导致单身汉现象极为普遍。2019年,乙丑村30—40岁的单身汉有116人,40岁以上的单身汉113人,分别占该年龄段男性的43%以上和60%左右。一些家庭中,常常兄弟几个都娶不到媳妇,父母过世后他们就相依为命,形成兄弟居住的家庭形式。乙丑村有3对老人生活在这样的家庭。

案例5 蒙显明,62岁,单身未娶,长期与身患残疾的弟弟生活在一起。年近60的弟弟平时在家种菜、养猪,补贴日常开销。蒙显明则外出打工,每月挣两千元左右,是家里的主要经济来源。农忙时,蒙显明回村帮弟弟收割庄稼。

兄弟共同居住反映了乙丑村单身汉互助生活的现状。在经济上,五保补贴基本可以满足单身汉的日常开销,但他们更需要生活与情感上的陪伴与扶持。

(六) 敬老院居住

2008年,西南瑶族乡建了一所敬老院,专门为60岁以上生活可以自理的五保户提供养老支持。五保户从政府每月领取500元养老补助支付敬老院的生活费用,等生活不能自理时,再由兄弟姐妹、侄子辈等领回村子。然而,长期以来只限"三无"与"五保"老人入住的敬老院给公众留下了不好的印象。[①] 在那里,老人过着钟摆一样的机械生活,除吃饭、睡觉、看电视外,很少有生产、娱乐、社交等其他活动,"到那里就像去等死的"[②]。因此不到万不得已,很少有老人愿意进敬老院。西南乡敬老院共有64张床位,入住率不到一半。

2019年前,乙丑村仅有4名五保户住进敬老院,其中两人是一对八十出头的老年夫妇,他们在情感上相互陪伴,饮食则由工作人员照顾,生活平静安适。另一位69岁的单身汉韦文刚于2015年入住敬老院,2018年领养到一个女孩后,于2019年搬出。还有一位老人在敬老院住了没几天就回村子了,因为

---

① 左冬梅、李树茁、宋璐:《中国农村老年人养老院居住意愿的影响因素研究》,《人口学刊》2011年第1期。
② 李银河:《生育与村落文化》,内蒙古大学出版社,2009年,第104页。

"那里(养老院)管得太严,不得酒喝"。

(七) 小结

从居住方式的选择可以看出,但凡有条件,老人们都会选择与子女、兄弟乃至其他亲属一起生活,哪怕领养孩子也不选择单过。要是只能单过,他们也宁愿选择在家生活而不进敬老院,因为"过日子"的过程才是中国人生活的常态,而"日子"只能以家庭为背景展开。① 家庭不仅在"过日子"中有着核心地位,对于人们也有着本体论的意义。就此而言,养老问题的解决必须被纳入家庭整体中考虑。

四、贫困、家庭策略与老人的生存

家庭策略(Family Strategy)指家庭作为一个能动的主体,在宏观社会背景下为应对面临的问题、提高生活水平而采取的各种策略。② 家庭策略将宏观的社会过程与微观的家庭行为联系起来,强调家庭的主体性、整体性与能动性,着重观察家庭及其成员行为的变化,为研究家庭提供了一个新的视角与有效的概念工具。作为为适应外部环境变化而采取的策略,家庭策略多基于家庭整体利益而非个体需要而作出。③

在贫困、社会转型及精准扶贫的语境下,乙丑村形成了一些独特的家庭策略,反映了人们在面临现实问题与环境变化时的地方智慧与主观能动性,极大地塑造了老人们的生存状况。

(一) 招赘/入赘婚作为一种家庭策略

国内学者多以进化论为理论框架阐释我国西南少数民族地区的招赘习俗,认为它是母系氏族公社向父系氏族过渡过程中出现的一种婚姻形式,是母系氏族公社的遗存。④ 对于现代农村地区的招赘婚姻,大多研究则认为是女方父母为养老与防止财产外流而作出的理性选择。⑤

---

① 吴飞:《浮生取义:对华北某县自杀现象的文化解读》,中国人民大学出版社,2009 年,第 32 页。
② 皮埃尔·布迪厄:《实践感》,蒋梓骅译,译林出版社,2012 年,第 212—230 页。
③ 麻国庆:《序言》,《社会转型与家庭策略》,世界图书出版广东有限公司,2016 年。
④ 赵明龙:《桂西壮族"入赘"婚俗初探》,《广西民族学院学报》1986 年第 2 期。吴泽霖、陈国钧等:《贵州苗夷社会研究》,民族出版社,2003 年,第 219—221 页。彭大松:《村落里的单身汉》,社会科学文献出版社,2017 年,第 131 页。
⑤ 李树茁、靳小怡、费尔德曼等:《当代中国农村的招赘婚姻》,社会科学文献出版社,2006 年,第 10 页。

乙丑村 851 户家庭中,有 225 户存在招赘/入赘现象,超过全村总户数的四分之一,招赘现象极为普遍。深入考察发现,招赘更多是家庭作为一个整体在应对现实问题时所采取的一种策略,而非沿袭的文化传统,或仅仅出于养老或财产继承的考虑。

案例 6 49 岁的蓝月娥是瑶族,父亲很早去世,她和母亲蒙月梅、弟弟及一个失去双亲的堂弟长期生活在一起。由于两个弟弟患有不同程度的智障,1991 年蓝月娥高中毕业时,母亲要她留下来支撑家庭,她便打消了进城务工的念头,进入村委会工作。24 岁时,蓝月娥由母亲做主从邻村招女婿上门。在母亲与丈夫的支持下,后来蓝月娥不仅从妇联主任一直干到村主任,而且帮弟弟娶了媳妇,盖了房子。之后母亲蒙月梅带着智障的侄子到儿子家,帮儿媳带孩子。直到 2017 年以 76 岁高龄去世前,蒙月梅还在照看孙子。

上例中,蒙月梅是一位独立而有主见的女性。丈夫去世后,她独自拉扯子女长大。女儿成人后,她又从家庭生存需要出发,让女儿留在村子并招女婿上门。智障的儿子成家后,蒙月梅又主动帮他把持家务直到去世。显然,养老或财产继承并不是蒙月梅让女儿招赘的主要原因,它是从家庭生存需要出发所采取的一种策略,饱含着道德、情感、经济等诸多考虑。而且自始至终,蒙月梅都是家庭中重要的决策与行动者,而不是被赡养的对象。

如果说招女婿上门是出于家庭整体需要所采取的策略的话,那么男子入赘到女方家则更多的是迫于男性婚姻压力的无奈之举。① 这一策略也并非全然为满足适婚男性的需要,而不顾及其他家庭成员的生存。

案例 7 蒙乐,瑶族,49 岁,早年丧父,由于家庭贫困一直娶不到媳妇。考虑到自己走后母亲一个人生活,他放弃了做上门女婿的一些机会。2018 年,蒙乐认识了邻县带着八岁儿子寡居的韦晓云。韦晓云家庭条件

---

① 李树茁、靳小怡、费尔德曼等:《当代中国农村的招赘婚姻》,社会科学文献出版社,2006 年,第 13 页。

比蒙乐家好,不愿嫁到乙丑村。蒙乐在说服韦晓云接受他带母亲入赘的提议后,与75岁的母亲搬到了韦晓云家。

近年来,大多关于农村老人与养老的研究将年轻人与老人对立起来,视老人为家庭的弱势与牺牲对象。上述两个案例表明,老人在家庭中并没有被边缘化,他们不同程度地参与并影响家庭决策,以解决家庭面临的具体问题。家庭策略也是基于家庭整体的生存与发展需要,而不是部分家庭成员的需要而作出。为解决生活问题、改善生存状况,每个家庭成员在困境中各司其职,相互体恤扶持,共同维持家庭的良性运转。

(二) 精准扶贫语境下家庭的分与合

婚姻家庭是中国社会科学研究的经典议题,家庭的分合是其热点之一。阎云翔等人研究认为,当代中国乡村生活结构最明显的变化,是从伦理本位转向核心家庭本位,"无公德的个人"成为乡村社会结构的基础,随着父权的衰落,分家的时间不断提前。[1]

然而在现实中,分家并非观念引导下的简单实践,而是一个既受观念影响与现实条件制约,又含有行动者主体性的家庭策略。[2] 在精准扶贫语境下,乙丑村部分家庭通过形式上的分与合,积极因应扶贫政策的变化,以便为家庭争取更大的利益与生存空间。

案例8 蓝纯与孟月新夫妇已70多岁高龄,三个儿子先后成家。大儿子婚后单过,生下一子蓝宏涛;二儿子入赘到邻村;三儿子蓝焕生有一男一女。蓝纯夫妇一直与三儿子蓝焕一家一起生活。后来大儿子去世,儿媳改嫁,蓝纯将孙子蓝宏涛接来,蓝焕夫妇外出打工,家中则由蓝纯老两口照料。2014年乙丑村开始精准扶贫到户,蓝纯与蓝焕商量后,将自己与蓝宏涛另立一户。由于缺乏劳力,家庭负担重,两个家庭都被识别为建档立卡贫困户,在生产、教育、医疗等方面享受到了更多的政策优惠与经济补贴,家庭的生存压力得到极大缓解。

---

[1] 阎云翔:《中国社会的个体化》,陆洋等译,上海译文出版社,2012年。
[2] 王利兵:《家庭策略视角下的农民分家方式探讨——基于闽南北山村的考察》,《民俗研究》2013年第5期。

本案例的分家实践中,蓝纯爷孙与蓝焕一家只是在户籍登记的意义上分了家,而不涉及财产分割、另起炉灶,家庭成员构成、家庭关系结构等实质内容也没有任何改变。因此,这里的"分家"只是人们因应外部环境所采取的一种家庭策略。

同样为了在精准扶贫语境中获得利益,另一些家庭则通过"合家"来达到目的。

根据西南县的易地扶贫搬迁政策,只要每人出 2500 元,建档立卡贫困户就可以摇号选择一套搬迁点的住房,住房面积由家庭人口数量决定,人均居住面积约 20—30 平方米。显然,家庭人口越多,分到的户型就越大,获利也越多。为了分到较大面积的房子,部分家庭选择将已经分开的家又"合"在一起。

案例9 蓝彩云夫妇已近 80 岁了,与成家后的独子一直分开单过。老两口平日里种地、养鸡,并帮外出打工的儿子料理家务。后来因无力打拼,儿子回家种地、养猪,老两口的地也由儿子打理。易地扶贫搬迁政策推行后,儿子一家三口考虑申请一套搬迁房。为了帮他分到大户型房子,蓝彩云老两口与儿子一家把户口合在一起。分到房子后,老两口并没有随儿子搬出村子,而是继续留在村子里养鸡、种菜。儿子时常回村帮老人干农活,并不定期给他们零花钱,使老人无论在物质还是精神上都得到了更多支持。

上述"分家"、"合家"的案例虽然在形式上改变了家庭构成,但它并没有改变代际之间的血肉相连与家庭成员之间的互动模式。家庭所采取的这些策略不仅改善了整个家庭的生存条件,为小家庭争取到了更大利益与生存空间,而且强化了代际互助关系,使老人得到了更多的支持。

(三)"搭伙过"

现实生活中,家庭是一个变动的有机体,而非几个简单的家庭结构类型概念所能涵盖,也很少处于静态、界限分明的状态。① 家庭根据需要分分合合,其间观念、利益、情感等因素都在起作用,体现了民众的创造性智慧。在乙丑村,

---

① 麻国庆:《家与中国社会结构》,文物出版社,1999 年,第 49 页。

几家"搭伙"过日子就是人们为应对生存困境而采取的富有创意的策略之一。

案例10 韦胡,男,41岁,父亲早逝,母亲将三个儿子养大成人。由于贫困,三兄弟只有韦胡的哥哥娶妻成家,弟弟则"嫁"到外村做了上门女婿。韦胡与母亲、哥嫂及侄女韦巧玲生活在一起。2011年,韦胡的哥哥去世,留下妻女与韦胡、母亲。2017年,嫂子蓝爱玉的父亲去世,蓝爱玉与韦胡商量后,把自己寡居的母亲也接来。2018年,韦胡的五保户叔叔韦文武腿脚扭伤,生活无法自理,韦胡便将他也接来一起生活。目前,韦胡家中有嫂子蓝爱玉、侄女韦巧玲、韦胡的母亲、叔叔,以及蓝爱玉的母亲共六口人,其中两位老人达80高龄,韦文武69岁。在家庭分工方面,26岁的韦巧玲常年在外地打工,只有节假日回家;韦胡在县城附近打零工,农忙时回村收割庄稼;蓝爱玉在家料理家务、做饭,三位老人则帮她一起料理家务。

在本案例中,韦胡的六口之家至少由三个家庭组成:韦胡、韦胡的母亲、嫂子、侄女构成的联合家庭,叔叔韦文武的单身家庭,蓝爱玉母亲的单身家庭。这种"搭伙过"的实践将不同家庭的各种资源整合在一起,整体上改善了每个家庭成员的生活质量。韦文武每月450元的五保补助、两位老人每月各80元的高龄补贴,加上低保金、农业补贴、种植养殖补贴及生态补偿等各种政策补贴,韦胡一家每年有近两万元的现金收入,这些资金集中在一起,极大地增强了他们抵御风险的能力。不仅如此,几位老人搭伙过也改变了他们孤立无助的生活状态,为彼此提供了生活及情感上的陪伴与支持,体现了农村从古至今"守望相助"传统理念的传承与更新。①

案例7中,蒙乐带母亲入赘到韦晓云家,也是两个家庭合在一起搭伙过的地方性策略,而不能被简单视为一种入赘婚姻。这种策略体现了农户家庭面临困境时的创造性智慧,对于解决婚姻、养老等问题都有积极的意义。

(四)领养

在乙丑村,共有七户人家有领养孩子的情况,其中六户只领养了一个男

---

① 庄孔韶:《序二》,载笔者著《贫困、发展与文化:一个农村扶贫规划项目的人类学考察》。

孩/女孩,一户领养了一男一女。

案例 11 韦文刚,男,69 岁,单身。由于居所属于危房,单身户不能申请易地搬迁房,2015 年他住进西南乡敬老院,每月领取五保补贴作为生活费用。2018 年,韦文刚经多方努力领养到一个 13 岁左右的女孩后,顺利申请到易地搬迁安置点的一个小户型,父女俩一起搬去居住。目前,韦文刚以打零工维持生活。

在社会养老得不到认可与接受的农村地区,为满足自己的情感与养老需求,结婚无望的单身汉领养孩子成为一种普遍的家庭策略,①它在一定程度上给了单身汉生活的寄托与希望。

五、结语与讨论

当前农村发展进入了新的历史阶段,巩固与拓展脱贫攻坚成果,全面推进乡村振兴战略成为决胜全面建成小康社会的重大历史任务。实现乡村振兴的重要内容与评估指标之一,是解决好农村养老问题。而正确认识当前老人的生存状况,并总结上一历史阶段成功的养老经验,则是解决好问题的关键。

关于农村老人与养老的研究存在几种普遍倾向。一是将老人与其家庭割裂开来,将老人与年轻人相对立,认为由于孝道观念衰落,老人家庭地位下降,加上年轻人外流,家庭的养老功能基本丧失,农村老人的生存状况日益恶化。这种倾向忽视了老人所处的具体情境,以及家庭作为一个整体与能动主体所具有的智慧与采取的策略。二是将老人客体化,简单地视老人为需要被"养"的弱势群体,没有看到他们在家庭中的重要作用,忽视了他们的主体性与主观能动性。三是将老人干家务、照料儿童等作为其生活质量差的重要指标,似乎人们到了一定年龄就应从家庭与社会事务中完全脱离出来,忽视了"家"对于中国人"过日子"的重要性,以及老人对生存意义的追求。

本文的案例表明,道德观念衰败与老人地位下降并非普遍现象。乙丑村大多数家庭中,老人不仅是子女生产生活的重要帮手与有力后盾,而且不同程

---

① 彭大松:《村落里的单身汉》,社会科学文献出版社,2017 年,第 148 页。

度地参与子女婚嫁、家庭分合等重大事务的决策,是积极能动的主体。如果说老人面临切实的生存问题的话,那也是农村家庭所面临困境的有机组成部分。在应对各种现实问题的过程中,家庭作为一个整体采取适宜的策略,其间老人的需求也会被考虑在内。需要指出的是,在应对现实问题的过程中,农村地区"守望相助"文化传统的作用也不容忽视。人们创造性地更新这一传统,使孤寡老人得到照拂,乡村的群体认同与共同体得以延续。

另外,与城市居民的生命历程因退休而发生根本性转变不同,干家务、照料孩子既是伴随农村居民一生的"职业",也是他们的生活方式与实现人生价值的重要途径,否则他们不会认为到敬老院"就像去等死",也无法解释案例 11 中韦文刚老人主动领养小孩,离开敬老院赚钱养家的举动。因此从老人的角度出发,进入老人生活的意义世界,应是改善老人生存状况的起点。

2018 年 1 月 2 日,中共中央、国务院发布《关于实施乡村振兴战略的意见》,提出了实施乡村振兴的总体要求,明确将"坚持农民主体地位"作为实施乡村振兴战略的基本原则之一。这里的"农民"不仅包括作为农村生力军的年轻人,也包括被视为弱势与边缘群体的老人,以及作为一个整体的农村家庭。坚持这一原则,需要在经验研究的基础上发现老人与家庭为解决生存问题、应对外部环境变化所采取的灵活多样的策略,深入挖掘农村家庭的内生动力与农村地区"守望相助"的文化传统。只有这样,才能解决好农村养老、返贫等问题,推动乡村振兴战略目标的实现。

下　编
作为文化体系的公共卫生

　　二十世纪七十年代以前很长的历史时期内,对民族医学的文化研究构成了医学人类学的主流,生物医学及其从业者则由于被认为是科学理性的、与文化无关,而被排除在研究对象之外。七八十年代,这种状态在西方学界逐渐发生改变,医生、科学家的实验、治疗等实践进入了人类学家的视野,生物医学的理论与实践受到了审视。人类学研究表明,科学家的专业实践受到了社会文化、政治经济等结构性因素的塑造。概言之,生物医学也是一种文化体系。[①]

　　从世纪之交参与艾滋病防治到之后逐渐扩展到血液捐献、器官移植、临终关怀、医患关系、养老等议题,中国医学人类学的研究领域虽然不断拓宽,[②]但很少有研究直接将现

---

① 罗伯特·汉:《疾病与治疗:人类学怎么看》,禾木译,东方出版中心,2010年,第159—375页。
② 景军:《穿越成年礼的中国医学人类学》,《广西民族大学学报》(哲学社会科学版)2012年第2期。

代医学及医疗卫生体系纳入视野,少有的例外是张晓虎①及韩俊红②等学者对医学及疾病的研究。

与生物医学一样,公共卫生从业者认为建立在病毒免疫、预防医学、流行病学等基础之上的公共卫生体系是一个科学体系,与文化无关。然而研究发现,非西方国家现代医疗卫生体系的建设并非一个简单的技术移植过程,它同时是一个政治控制与文化传播的过程。而对医疗卫生实践的研究表明,无论医学与公共卫生专家对疾病的"科学"描述,还是他们在预防与治疗实践中的言行,都充满了文学修辞、道德话语及隐喻性表达,承载着一定的文化价值,而非科学中立的。

---

① 张晓虎、Eric P. F. Chow、景军:《建构主义视角下艾滋病(AIDS)的概念界定》,《自然辩证法通讯》2014年第6期。
② 韩俊红:《无"疾"生"病":网络成瘾医学化的建构与实践》,华中科技大学出版社,2017年。

人类学与公共卫生:国际经验与中国实践*

人类学对于健康与疾病问题的关注,始于西方学者对部落社会的疾病认知、医疗体系与巫术治疗实践等方面的研究。二十世纪四十年代初,随着西方工业国家在亚洲、非洲与拉丁美洲启动国际卫生(International Health)项目,人类学家开始进入公共卫生的舞台,医学人类学作为人类学的一个分支正式确立。

在引入现代人类学的过程中,中国的知识分子自觉为其注入了强烈的家国情怀与社会使命感,把自己所属社会及其现实问题作为重要的研究对象与关切点,形成了以本文化为对象、解决现实社会问题为旨趣的中国人类学学术传统。二十世纪三四十年代吴文藻倡导的边政学研究、五六十年代在民族学名下开展的民族识别与少数民族社会历史调查,这些既是中国人类学作为一个整体最重要的学术实践与成果,也是人类学应用性研究与实践的范例。可以说,应用性工作极大地塑造了中国人类学的学科历史与取向。

进入二十一世纪,许多人类学家参与到了艾滋病防治工作中,使公共卫生(public health)成为新时期中国人类学应用性研究实践的重要领域。之后成长起来的新一代人类学家紧扣时代脉搏与社会热点,将兴趣点转向了临终关怀、义务献血、医患关系、器官移植、养老、慢性病、瘟疫等其他公共卫生议题,极大地拓展了医学人类学的知识图景与应用领域。

一、国际卫生舞台上的人类学家

"国际卫生"专指与亚非拉贫困国家和地区的健康问题相关的知识与实践,尤其是西方发达国家对于这些国家健康问题的界定、规划、援助与政策引导等活动。①

---

* 本文原载《广西民族大学学报》2007 年第 1 期,有较大改动。
① Jeannine Corell, "The Evolution of Anthropology in International Health", in Jeannine Corell and J. Dennis Mull eds., *Anthropology and Primary Health Care*, Westview Press, 1990, p. 3.

国际卫生实践最早可以追溯到十八世纪西方传教士在亚洲、非洲等贫困国家的活动,这些传教士在所到之处布道的同时建立诊所,为当地人民提供医药与诊疗服务。伴随着西方国家的殖民扩张,殖民者在殖民地建立了医疗卫生服务机构,并采取相应的措施,防止传染病的发生,目的之一是保护殖民官员的健康。[1]

第二次世界大战期间,美国政府在拉丁美洲启动了双边卫生项目。战后,项目进一步扩展到了亚洲和非洲新独立的第三世界国家。随着世界卫生组织的成立,双边与多边国际卫生项目日益普遍化,成为国际事务中的一个专门领域。在这一领域,一直活跃着人类学家的身影。

(一) 前期(1945—1975):作为文化经纪人的人类学家

人类学家在国际卫生领域的参与,最早可以追溯到二十世纪三四十年代殖民者对殖民地饮食习惯与健康的兴趣。四十年代早期,社会主义与资本主义两大阵营对垒,新兴的第三世界国家地位突出。为了吸引更多的新独立国家进入自己的阵营,社会主义国家作出了帮助这些国家消除社会不平等、建立理想社会的承诺,而美国为了巩固自己的霸主地位,也作出了通过发展援助来帮助第三世界国家摆脱贫困与落后的承诺。1942年,美国成立了美洲国家事务所,雇佣福斯特、理查德·亚当(Richard Adams)等著名人类学家参与美洲国家的公共卫生项目,以确保美国获得与战争相关的重要健康资料。[2] 同年,美国在拉美国家启动了双边卫生项目,帮助这些国家进行医疗卫生基础设施与医疗体系建设。[3]

1948年世界卫生组织的成立,使双边与多边卫生项目如改水改厕、接种疫苗等在第三世界国家农村地区迅速展开,这些项目建立在这样一个假设的基础之上:健康状况差、医疗卫生条件落后是第三世界国家落后的主要原因之一,西方发达国家的生物医学临床实践与医疗卫生体系是适合所有国家的医疗卫生服务模式,移植这种体系,就可以改善第三世界国家人民的健康状况。

---

[1] Sandra D. Lane and Robert A. Rubinstein, "International Health: Problems and Programs in Anthropological Perspective", in Carolyn F. Sargent and Thomas M. Johnson eds., *Medical Anthropology: Contemporary Theory and Method*, Praeger, 1996, p. 397.

[2] George Foster, *Applied Anthropology*, Little, Brown and Co., 1969.

[3] George Foster, "Medical Anthropology: Some Contrasts with Medical Sociology", *Medical Anthropology Newsletter*, Vol. 6, No. 1, 1974.

在发达国家试图帮助第三世界国家农村地区改善医疗卫生服务的早期,项目规划者与医疗卫生专家普遍认为,第三世界国家很快会认识到放弃旧的医疗实践并采用西方医疗卫生体系带来的好处。

然而在将西方医学体系移植到亚非拉国家与地区的过程中,援助项目经常因遭到当地社会的漠视乃至抵制而失败,这促使卫生专家开始关注跨文化背景下影响健康与疾病问题的社会与文化因素。国际卫生专家意识到:疾病与健康既是生物现象,也与社会文化密切相关;生物医学与医疗卫生体系的移植不仅是一个技术过程,也是一个社会文化过程,发展中国家的卫生问题不可能简单地通过引入发达国家的医疗卫生服务与卫生防疫体系得到解决,因为人们的文化与价值观对于其接受或拒绝变革有着极大的影响。在这种背景下,援助项目的工作人员与健康专家意识到需要借助人类学积累的知识来认识不同地方关于疾病与健康的理论、信仰与实践,人类学知识显示出了其应用价值。

为了认识并克服国际卫生项目所遇到的"文化障碍",找出项目失败的原因,世界卫生组织等机构及国际卫生项目开始聘用人类学家,"医学人类学"概念正式出现,并成为人类学的一个分支学科。人类学在国际卫生领域的应用研究强调在制定与实施健康教育与疾病预防项目的过程中,应该增强其文化敏感性。[1] 人类学家认为,传统社区的公共卫生问题植根于其社会文化之中,要是能够发现阻碍人们接受健康项目的文化、社会与心理障碍,就可以以符合专家期待的方式设计并实施卫生项目,并为当地人所接受。

二十世纪六十年代初,西方国家的国际援助由农村社区向城市转移,由基础设施建设为主转向技术移植为主。在健康领域,援助重心也转向城市医院的医疗卫生体系、先进医学技术的引进及人才的培养。在这种背景下,参与国际卫生项目的人类学家逐渐减少,少数学者继续研究第三世界国家在实施计划生育、传播避孕技术过程中遇到的文化阻力,以及世界范围内母乳喂养下降的现象等,[2]后者逐渐发展成为医学人类学对儿童喂养的研究兴趣。

---

[1] Lambert H., "Medical Anthropology", in Barnard and Spencer eds., *Encyclopedia of Social and Cultural Anthropology*, Routledge, 1996, p. 358.

[2] Dana Raphael, "The Role of Breastfeeding in a Bottle-Oriented World", *Ecology of Food and Nutrition*, 1973(2), pp. 121 – 126.

(二) 后期(1975 年以来):医学人类学的广泛参与

1975 年美国国会通过立法,要求对外援助项目关注农村贫困地区与新技术的引进问题,而且要求所有发展项目都要包括社会合理化分析(social soundness analysis),这为人类学再次进入国际卫生领域提供了机会。同年,世界卫生组织认可传统医学在国家与地区的医疗卫生体系中的作用,认为它们可以在医疗保健中作为合法的替代性医疗,并于 1978 年开始实施一项传统医学项目。在这一背景下,包括中医在内的地方性医学及其实践者在医疗卫生服务中的作用得到了认可,有着较长民族医学研究传统的人类学家有了用武之地。

几乎与此同时,世界卫生组织与联合国儿童基金会在阿拉木图召开初级卫生保健国际会议,会议发表了著名的《阿拉木图宣言》,指出在全球范围内推行初级卫生保健,包括完善健康教育、营养、卫生、计划免疫、计划生育、妇幼保健及基本药物的供应等措施是实现"2000 年人人享有卫生保健的关键",并强调基础医疗卫生服务、社区参与、适当的技术及以家庭为基础关怀的重要性。它标志着以治疗为主的中心化医疗服务模式向以预防为主、以社区为基础的分散化模式的转变。[①] 在这一背景下,国际援助逐渐走向制度化,越来越多的援助机构开始聘用医学人类学家,世界卫生组织的热带病项目、联合国儿童基金会的营养状况督导项目、美国国际发展署的腹泻与艾滋病预防项目中都有人类学家发挥作用,[②]他们或长期受雇于国际组织,或短期参与项目或咨询工作,参与发展中国家的初级卫生保健项目,开展社区与家庭健康的需求评估,以及健康项目规划与评估等工作。

国际援助制度化以后,大量的资金、技术、人员从西方发达国家流向发展中国家,发达国家数以百计的政府与非政府组织每年投入上亿美元的无偿援助、长期低息贷款,用于解决亚非拉发展中国家的公共卫生问题,改善人们的健康状况,这成为国际卫生项目的核心。二十世纪八十年代开始,全球范围的初级卫生保健从强调社区参与转向一些特定疾病的防治,艾滋病、计划生育与

[①] Helman, C. G., *Culture, Health, and Illness*, 3rd edition, Butterworth-Heinmannm, 1994, pp. 71 – 72.

[②] Nichter, M., "Preface", in Carole E. Hill ed., *Training Manual in Applied Medical Anthropology*, American Anthropological Association, 1991, p. 11.

生殖健康、营养相关的行为与母乳喂养、急性呼吸道疾病、计划免疫、求医行为等问题成为国际卫生领域的焦点。①

在参与发展中国家卫生项目的过程中,一些医学人类学家有机会在临床实践的同时进行深入的田野工作,取得了很多地方性经验研究成果,其中以凯博文在中国对抑郁症、精神分裂症等精神疾病的研究,法默(Paul Farmer)在海地对艾滋病的研究最为出色。进入二十一世纪,这些人类学家更直接地参与到了国际卫生领域,并在世界卫生组织等机构的政策决策中发挥着重要作用。医学人类学家参与修订了诊断与划分疾病与健康的《国际疾病划分》(ICD-10)、《精神失常诊断分类手册》(DSM-IV)等标准;法默等发起组织了全球性健康工作网络——健康伙伴(Health Partner),致力于世界范围贫困地区艾滋病的防治工作,在国际卫生领域产生了很大的影响。

随着全球化程度的加深,不仅医疗技术与健康保健成为最重要的全球性产业之一,而且公共卫生问题也出现了全球化的趋势,比如艾滋病、SARS等传染病伴随着旅游、商业的跨国流行,臭氧层破坏造成的全球环境恶化,毒品走私的跨国界性,以及克隆技术、试管婴儿、器官移植等生物医学技术的进展所引起的生物医学伦理问题,等等,而这些问题需要人们在全球化背景下考虑并加以解决。② 不仅如此,在全球化背景下,全球卫生的未来与世界范围内的跨国经济、技术与社会变迁发生了千丝万缕的联系,这使得国际国内的公共卫生政策越来越紧密联系,变得不可分割。

全球化过程中出现的公共卫生问题是多方面的,主要包括宏观经济结构调整引起的边缘化、贫困等问题,以及由此引发的卖淫、吸毒等危害健康的行为及性病、艾滋病的加速流行;跨国贸易使更多地区得到了烟草、酒精等商品,不安全、无效的药品,以及受污染的食品等;人口过剩与资源过度消耗产生了食品短缺与营养不良问题;城市化过程中出现人口老龄化问题和抑郁症、精神失常等疾病。当前,发达国家的主要公共卫生问题有心血管疾病、癌症、精神疾病等,而在发展中国家,主要问题有包括艾滋病在内的传染病、营养不良,以

---

① Nichter, M. and Kendell C., "Beyond Child Survival: Anthropology and International Health in the 1990s", *Medical Anthropology Quarterly*, New Series, Vol. 5, No. 3 (Sept. 1991), pp. 195–203.

② Yach, D. and Douglas, "The Globalization of Public Health", *American Journal of Public Health*, 1998, Vol. 88, No. 5.

及慢性病的流行等。①

在这一背景下,医学人类学家逐渐从传统上参与小型社区公共卫生项目,转向对全球范围内重大公共卫生问题的理论与对策研讨。医学人类学关注跨文化精神病学、艾滋病、酗酒与吸毒、性别与生殖健康、癌症等健康与疾病问题,考察它们产生的社会根源与后果、不同文化对疾病的表述,以及人们对疾病作出反应的地方文化背景,并寻求在应用层面找出解决方案。

人类学的公共卫生实践既有应用性工作也包括基础性的研究。设计医疗保健与公共卫生项目、评估项目的效果与影响、进行政策倡导工作,这些都属于应用性研究。而诸如生物过程如何被文化所模塑与改变、健康信仰与行为之间有什么样的关系、医疗系统如何与文化中的其他系统发生互动、生活方式与疾病模式之间又有着什么样的关系等,这些都是理论性的问题。而无论理论研究还是应用性工作,医学人类学对生物—文化整体性、文化相对论、文化敏感性以及地方性知识的强调与关注都一以贯之。

二、中国人类学家参与公共卫生的现状

二十世纪九十年代,医学人类学在中国发展的迹象日益明显。进入二十一世纪,以参与艾滋病防治为契机,越来越多的人类学家介入公共卫生领域,医学人类学迅速发展,相关研究成果不断涌现,成为中国人类学界一支不容忽视的力量。在研究健康与疾病问题的过程中,中国人类学家展现出了巨大的能量,他们在将重大社会现实问题与医学人类学学理研究紧密结合的过程中,发表了一大批数量与质量均很可观的研究成果。目前,中国医学人类学已经完成了一个历史性转型,从早期的学科介绍、国外著作翻译、基本理论方法的阐释迈向了教材编写、课程开设、研究人才培养与扎实的田野调查并重的时期,中国医学人类学已经穿越了其"成年礼"。②

从研究旨趣看,中国医学人类学有学术研究与应用实践两种取向,前者涉及民族医学相关的疾病认知、健康理念、医疗实践、医学多元、求医问药、乡村

---

① McMichael, A. J. and Beaglehole R., "The Changing Global Context of Public Health", *The Lancet*, 2000, Vol. 356, August 5, pp. 495 – 499.
② 景军:《穿越成年礼的中国医学人类学》,《广西民族大学学报》2012 年第 2 期。

医生与现代医学的实践、生态环境与健康的互动及关联等主题,后者涉及与公共卫生相关的基础与理论研究、健康问题研究、健康政策的倡导与评估、健康项目评估、人员培训等内容。虽然任何理论研究都具有其潜在的应用价值,但篇幅所限,本文只梳理医学人类学家直接参与应用性研究与实践的主要领域与学术成果,即他们在公共卫生领域的研究与实践。目前,人类学在这方面的研究与实践呈现出研究主题多样化、理论视角多元化,以及理论与应用并重的特点。

(一) 研究主题多样化

从2000年开始历时五年,英国政府提供1530万英镑支持在我国的云南与四川两省开展性病艾滋病防治工作,涉及政策倡导、领导层开发、能力建设等内容。中英性病艾滋病防治合作项目(以下简称中英项目)办公室成立伊始,英方就提出了人文社会科学家参与项目过程的要求。在这种背景下,清华大学社会学系景军教授与中英项目办公室程峰主任合作,在2001年和2003年召开了两届"社会科学与艾滋病防治大会"。两次会议聚集了以北京为主的部分高校的人类学家、社会学家、医学伦理学家及法学专家,就社会科学与艾滋病防治的关系进行了深入探讨。之后,许多参与两届大会的人类学家成了中国医学人类学的领军人物。

此后近十年间,受中英项目、联合国艾滋病规划署、世界卫生组织、福特基金会等项目及国内外组织机构的支持,不断有人类学家参与进来,开展性病艾滋病相关的研究工作,内容涵盖与艾滋病相关的各种议题,包括风险观念与行为、人口流动、易感人群(女性性工作者、男同性恋者、吸毒人群等)的社会组织与文化特点、贫困与艾滋病、少数民族与艾滋病、血液经济与血液买卖、吸毒与戒毒、污名化与歧视、政策倡导、项目评估等。部分人类学家在开展基础研究的同时,着手译介国外医学人类学的重要研究成果,一大批优秀的理论著述与经验作品被翻译介绍进来,推动了中国医学人类学的发展。

同时,一些人类学家逐渐把研究视野拓展到了与艾滋病相关的其他公共卫生议题。在受中英项目委托进行艾滋病患者的临终关怀研究的过程中,庄孔韶及其团队系统梳理了不同宗教信仰与族群的临终关怀实践,组织发表了一组较高质量的研究文章。在考察中原地区贫困与卖血感染艾滋病之间的关系的基础上,景军指导其博士研究生苏春艳对血液分离器与血液污染及艾滋病传播的关系进行了研究,指导余成普对"血荒"及无偿献血开展了研究。这些议题不仅与社会问题密切相关,而且处于医学人类学学科的理论前沿,显示了人类学家自觉的现实关怀与敏锐的问题意识。

随着中英项目的结束,艾滋病在国家政策与公共卫生议程上的重要性下降,国内外政府、非政府组织在艾滋病领域的投入锐减,医学人类学家开始将目光转向了其他重要的公共卫生议题。在景军、庄孔韶等人类学家的指导下,一批青年学者就无偿献血、器官移植、慢性病、养老、医患关系、环境污染、网络成瘾、酗酒戒酒等议题进行了深入探讨,医学人类学的研究主题向多样化发展,学科视野得到了极大拓展。

除艾滋病、吸毒戒毒相关研究外,庄孔韶主持的临终关怀研究、景军及其团队的养老研究,以及一些青年学者、研究生从不同角度所做的医患关系研究,形成了系列学术成果,产生了较大的影响。此外,吴飞的自杀研究、余成普的无偿献血及器官移植等研究,因强烈的现实关怀与较高的理论价值而备受学界关注。

(二) 理论视角的多元化

虽然对医学人类学的研究成果与学术取向缺乏足够了解,但是在参与艾滋病防治项目之后,中国的医学人类学家自觉地以人类学的理论视角与方法为工具,对中国面临的公共卫生问题进行了深入剖析。这些研究既与西方医学人类学的理论方法契合,又具有一定的原创性,是人类学理论与中国复杂的社会文化语境互动的产物。由于国内从事公共卫生研究的医学人类学家众多,所使用的理论视角与概念方法各不相同,在此,笔者主要梳理国内医学人类学的几位领军人物的研究领域与理论取向,主要包括生物文化整体性原则、社会文化理论、政治经济学的批判视角,以及后现代建构主义理论,等等。

在人类学看来,健康是一个相对概念,不仅要放在具体的生态环境与历史语境中加以考量,还应放在一个社会文化的整体中加以认识。一个貌似带有普遍性的健康问题,在不同的时空中可能会呈现不同的样貌。本书前文已经提到过一个关于肥胖的例子,二十世纪五六十年代的国际卫生运动中,按照西方人的健康标准,很多非洲妇女都超重,为此西方卫生专家在南非德班开展了一项针对肥胖症的宣传教育项目,其中一幅宣传画上画了一台轮胎被压瘪的、破旧的、载有大量货物的汽车,旁边站着一位笨重的非洲妇女,英文标题是"二者都承受了太重的重量"。专家测验懂英语的非洲妇女对这幅画的理解,她们的回答是:"这幅画描绘了一位富有的妇女和她满载财物的汽车。这个妇女很胖,她也一定很幸福。"肥胖在非洲文化中意味着财富、威望与幸福,而瘦弱是不幸、贫穷的标志。显然,西方卫生专家在开展项目时严重忽视了肥胖含义的跨文化差异性。

介入艾滋病防治工作后,庄孔韶一直试图找到人类学不同于其他学科的切入点,使人类学知识能够让社区受益。当发现云南小凉山地区的彝族利用家支力量激活传统仪式,以对抗毒品与艾滋病的做法后,他敏锐地意识到了这一案例的应用人类学价值。他迅速组织学科团队介入,进行了系统的研究与经验总结。在深入的田野工作的基础上,他组织拍摄了人类学纪录片《虎日》,以影视手段呈现彝族利用文化力量对抗毒品与艾滋病问题的努力,成为中英项目中艾滋病防治的最佳实践成果之一。

公共卫生领域认为,艾滋病是比毒品更为严重的公共卫生与社会问题。为了控制艾滋病的蔓延,世界通行的做法是进行美沙酮维持治疗与清洁针具交换,以降低毒品带来的艾滋病传播风险与危害。① 然而在凉山地区,这些现代的公共卫生问题,却被彝族纳入了传统的认知框架之中。彝族认为,艾滋病只是疾病的一种,毒品的影响才是毁灭性的,它使彝族家破人亡,社区瓦解,是彝族真正的"敌人"。基于这种认识,疾控部门的美沙酮维持治疗与清洁针具交换项目就不是在解决问题,而是对吸毒者的纵容,它们使彝族地区的毒品问题无法得到有效遏制。

为此,凉山地区的彝族家支头人调动并激活了本民族的家族组织、信仰仪式、伦理道德、习惯法等文化资源,通过在虎日②举行戒毒盟誓仪式,综合亲友担保、吸毒者立誓、毕摩念经、社区组织巡逻队等方式,以社区文化的力量来对抗人类生物性的成瘾性,应对毒品与艾滋病给家庭、家支及整个民族带来的生存危机。这样,传统人类学对宗教仪式、家族家支的学理研究得到了应用性转化,成为彝族凝聚社区力量、解决毒品问题的重要文化资源。如果说,疾控部

---

① 美沙酮维持治疗是用成瘾性较小的、口服的毒品美沙酮代替通过注射吸食的海洛因。清洁针具交换是回收吸毒者用过的针具并为他们提供一次性的清洁针具。两种做法都是为了防止艾滋病病毒(HIV)通过共用注射器发生交叉感染。
② 虎日是彝族历法中举行战争或进行集体军事行动的日子。

门在彝族农村地区实施的清洁针具交换是一种物理隔绝的方法,带有普遍性与科学性,依靠家支力量的戒毒仪式则是特殊的、文化的。在科学方法用于艾滋病防治为彝族人民所不理解乃至遭到抵制的情况下,传统仪式的文化力量显示了其巨大的生命力与应用价值。

受中英项目委托考察艾滋病患者的临终关怀实践的过程中,庄孔韶及其团队将视野扩展到了不同族群及信仰群体的生命观与生死观,以及在此基础上形成的形态各异的临终关怀实践。他提出,生物医学技术可以照料人的身体,而人的心灵则需要文化与信仰的照护。生物医学场景中的临终关怀实践极大地忽视了临终者及其家人的心灵与心理感受,使临终者失去了尊严,在病房中孤独地死去,这有违人的生物文化整体性原则。通过将不同文化的生死观及临终关怀实践并置,庄孔韶团队挑战了伴随生物医学日益全球化的对生命的唯物主义理解与技术控制,提出了生命在数量之外更需要质量与尊严的问题。[1] "善终"及不同文化对"善终"的理解与实践被放在突出的地位,进入了养老及临终关怀等领域的核心。

继《虎日》之后,庄孔韶及其团队转向对女性性工作者(以下简称性工作者)、男同性恋者、流动人口等艾滋病易感人群的研究。对非正式组织的强调以及文化视角的采纳,是人类学组织研究方面的最大贡献。作为组织人类学一个重要的理论视角,"作为文化的组织"成为庄孔韶团队考察易感人群流动与组织特点,深化对这些群体组织的理解和文化诠释,并在此基础上制定艾滋病宣传教育及干预策略的重要依据。[2]

---

[1] 庄孔韶:《现代医院临终关怀实践过程的文化检视——专题导言》,《社会科学》2007年第9期。黄剑波、孙晓舒:《基督教与现代临终关怀的理念与实践》,《社会科学》2007年第9期。嘉日姆几:《试析凉山彝族传统临终关怀行为实践》,《社会科学》2007年第9期。李晋:《佛教、医学与临终关怀行为实践》,《社会科学》2007年第9期。富晓星、张有春:《人类学视野中的临终关怀》,《社会科学》2007年第9期。

[2] 庄孔韶、赵世玲:《性服务者流动的跨国比较研究与防病干预实践》,《中国农业大学学报》2009年第1期。庄孔韶、方静文:《作为文化的组织:人类学组织研究反思》,《思想战线》2012年第4期。李飞、庄孔韶:《"作为文化的组织"的人类学实践——中国三个地区女性性服务者群体特征之比较及艾滋病/性病预防干预建议》,《广西民族大学学报》(哲学社会科学版)2010年第2期。富晓星:《女性商业性性服务者的组织特征、流动规律及艾滋病防治对策研究——以四川省Y县为例》,《人口研究》2006年第6期;《建筑业农民工群体艾滋病预防干预策略的人类学观察——以北京市为例》,《中央民族大学学报》2009年第1期;《男男性服务群体的性、性网络、艾滋风险——以东北地区为例》,《人口研究》2012年第4期。

无论是对艾滋病及其易感人群还是对临终关怀的研究,庄孔韶及其团队都秉承生物—文化整体性的视角与主位观点,关注地方性知识,从研究对象的角度出发看待问题并寻求相应的解决途径,这与公共卫生、流行病学领域对问题的界定和应对方式有明显的差异。

如果说庄孔韶主要关注一个群体如何认识公共卫生问题并在自己的文化脉络中寻求相应的应对策略,那么景军、翁乃群、潘绥铭、邵京等人类学家则主要关注社会与文化如何影响并塑造人们的健康,以及健康问题对社会与文化的作用。在庄孔韶那里,文化是人们理解与认识世界并塑造其行为的一套主观的信仰、理念与价值,而在景军等学者看来,社会与文化更像是一种外在的、客观的制度与环境,它们作用于人们的实践与行为,影响他们的健康。这些学者用社会建构理论、政治经济学理论/批判理论及生命权力理论等社会理论,对一些公共卫生问题进行了深入剖析。

世纪之交,艾滋病问题在中国被提高到了危害国家安全的政治高度,受到了社会各界的极大关注。那么,艾滋病究竟是一种什么病?它为何会引起如此强烈的社会反响?

景军及其合作者从建构主义的角度,探讨了艾滋病的概念界定过程。他们认为,艾滋病的概念体系中既有以生物医学知识为核心的科学内涵,也有以道德判断为主体的伦理内涵。不论是科学界定还是伦理内涵,都是由持不同价值观念的科学家、利益集团、政治与社会群体、大众传媒等共同建构的产物。[①] 翁乃群较早考察了艾滋病在中国的社会文化建构,探讨了艾滋病社会文化意义的生产过程。他认为,艾滋病在中国之所以引起强烈社会反响,尤其是普遍恐惧和歧视,源于艾滋病的社会文化意义的生产与道德化。[②]

艾滋病既是一种社会文化建构,也有其深刻的社会根源。在对艾滋病流行的社会病因学分析中,潘绥铭等人认为中国之所以出现艾滋病的流行,更多地是源于社会因素,而不是艾滋病病毒自然传播的结果。他们用西南某地盲目发展经济的例子表明,是社会问题导致了性病的传播

---

① 张晓虎、Eric P. F. Chou、景军:《建构主义视角下艾滋病(AIDS)的概念界定》,《自然辩证法通讯》2014年第6期。
② 翁乃群:《艾滋病的社会文化建构》,《清华社会学评论》2001年第1期。

而不是相反;又用中原地区农民卖血的例子表明,艾滋病是农村贫困的产物之一。① 邵京则进一步提出,单单贫困很难导致大规模的卖血行为。他将经济全球化、医疗市场化、血液经济及农民的卖血行为结合起来,生动地展现了艾滋病在中原地区蔓延的社会经济背景。在改革开放过程中,不同的人拿截然不同的资源参与不断增长的经济,最大的获益者带到市场的是权力、技术、资金与社会关系,而大多数人没有这样的资本,只能将体力、时间甚至身体作为资源投入其中,农民卖血、卖身体器官、从事危及身体健康的职业,这在市场经济中与工人卖技术、艺人卖唱并没有本质区别。② 邵京的研究从一个更宏大的历史语境出发,深化了对艾滋病流行的政治经济学分析。

在艾滋病流行过程中,哪些群体更脆弱与易感?这是景军对中国艾滋病风险分析的关注点。在《泰坦尼克定律:中国艾滋病风险分析》一文中,他将泰坦尼克号沉船事件所说明的社会等级、风险差异与伤害程度之间的关联称为"泰坦尼克定律",以此作为艾滋病在中国流行风险的分析框架。景军发现,中国艾滋病流行的实际风险与风险认知都带有深刻的社会阶层烙印。社会地位越低下的人在客观意义上受伤害的风险越大,同时风险意识中的错误知识与恐惧成分也越多,而造成这一重合现象的根本原因正是社会分层的作用。③

社会地位低下的人易受伤害的一个很大的原因,不仅在于他们拥有有限的资源参与市场,而且在于政府所行使的生命权力更容易加诸他们的身上。在《生物权力法则:长卡司机被纳入艾滋病监测的过程与原因》一文中,景军及其合作者利用福柯的"生命权力"(Bio-Power)概念,考察了长途卡车司机被纳入艾滋病监测的过程与原因。景军等人通过集中梳理并分析相关数据后发现,中国长卡司机的艾滋病感染率虽然高于普通人群,但远低于国内其他三类高风险人群——吸毒者、男男性行为者与性工作者,也低于其他一些亚非国家的长卡司机。虽然部分长卡司机有嫖娼行为,但该人群充其量属于脆弱人群,将他们视为高风险人群纳入艾滋病监测的做法缺乏科学依据,这反映了疾控部门对生命权力的滥用。不仅长卡司机被纳入艾滋病监测所基于的知识/真理话语严重脱离中国语境,而且在此基础上生命权力的实施也建立在不平等

---

① 潘绥铭、黄盈盈、李楯:《中国艾滋病"问题"解析》,《中国社会科学》2006 年第 1 期。
② 邵京:《记录与思考:农民有偿献血与 HIV 感染》,《广西民族学院学报》2005 年第 2 期。
③ 景军:《泰坦尼克定律:中国艾滋病风险分析》,《社会学研究》2006 年第 5 期。

的权力关系之上,①它通过将处于弱势的可控制群体纳入监测范围,制造出一些常规主体,造成了一种新的社会不平等。就艾滋病防治而言,这种做法不仅使监测结果偏离了监测目的,而且极大地浪费了有限的公共卫生资源。

除了生物文化整体性视角、文化建构理论、政治经济学批判等宏观理论视角外,一些中层理论与重要的社会科学概念,如污名化与歧视、礼物与生命礼物、医学化等等,也被人类学者用于探讨艾滋病、义务献血与器官移植、网络成瘾等公共卫生问题。

(三) 理论与实践并重的取向

文化人类学是通过对异文化/他者的研究进行文化批评,或者通过考察文化多样性透视人的本质的一门学科。以其整体论视角、扎实深入的田野工作,以及对当地人知识(local knowledge)的重视等特点与优势,人类学还为寻求解决人类面临的现代问题提供了不同的思路与丰富的文化资源。虽然应用性研究工作在国内外人类学界的地位不高,甚至被戏称为"半吊子人类学家",但纵观人类学学科史,我们可以看到应用性研究及实践对学科发展的巨大影响。

景军根据统计发现,二十世纪九十年代,讨论理论与方法的医学人类学文章明显增多。进入新世纪后,越来越多的文章以田野调查为依托,有着强烈的应用倾向。之后,医学人类学进入基于田野的理论研究与应用实践并存的阶段。② 根据人类学家的角色地位及研究取向的不同,我们可以将人类学的公共卫生实践分为几下几种。一是基础与纯学术研究,这种实践虽然以理论洞见为旨趣,但由于以公共卫生为议题,因而总是带有不同程度的政策相关性。二是政策导向的健康问题研究,这种研究主要受相关政府部门或组织委托展开,也可以是人类学家自己的学术兴趣所在。三是卫生政策的倡导与评估:人类学家就某一特定公共卫生问题进行政策倡导工作,以引起政府高层及相关部门的重视;对某一健康政策的制定与实施进行评估,发现其中存在的问题。四是健康项目的督导与评估:评估项目的有效性,发现在项目实施过程中存在的问题,并提出需要改进的地方。五是人员培训。下面将详述这五种实践。

---

① 景军、张晓虎、张磊:《生物权力法则:长卡司机被纳入艾滋病监测的过程与原因》,《社会科学》2012年第10期。
② 景军:《穿越成年礼的中国医学人类学》,《广西民族大学学报》(哲学社会科学版)2012年第2期。

首先,作为纯学术研究者,人类学家就公共卫生议题展开理论研究。

以达成对人的整体性认识为目的的人类学的首要志趣在于获取认知。以自杀为例,作为一种生死攸关的生命现象,自杀是受到精神病学、哲学及社会学、人类学等学科持久关注的一个学术议题。从二十世纪九十年代开始,中国的自杀率快速增长,且自杀主要发生在乡村受教育程度低的妇女群体中,这与西方发达国家的自杀行为主要发生在城市男性中的现象完全相反。显然,中国的自杀现象提供了认识当代中国社会某些面相的一个难得的门径。在《浮生取义》这部关于华北农村地区妇女自杀问题的专题研究中,吴飞从中国本土的生命观、生活观入手,通过对三十多起自杀案例的细致解读与精湛分析,剖析了平常百姓以舍命自杀的方式来"取义"的内在逻辑。作者认为,对这些农民而言,生命的意义在于如何过日子,能顺顺当当地过日子,生命就有意义,相反就没有意义,这就是许多农村妇女轻生的原因。① 吴飞的华北农村地区妇女自杀问题研究最终不负其导师凯博文所望,成为人类学自杀研究的经典之作。

其次,人类学家作为公共卫生问题研究者所做的工作。

与纯学术研究不同,公共卫生问题研究者多受特定机构委托,就特定人群的生存状况展开研究,或者就某一公共卫生问题提供解释或政策建议,研究的目的不是为了得出一个学术结论,而是提出政策建议,具有强烈的政策导向。

在人类学家参与艾滋病防治的同时,艾滋病相关的污名与歧视正成为公共卫生领域的一个热点问题。在中国,对艾滋病病毒感染者的排斥与歧视普遍存在,它极大地降低了感染者的生存质量,导致人们不愿意冒着感染者身份暴露的风险接受 HIV 检测,从而削弱了医疗卫生服务的有效性。同时,媒体与社会广泛散播的"艾滋病病人针扎事件"等引起了大范围的社会恐慌,②使艾滋病歧视超越了公共卫生领域,成为一个严重的社会问题。

流行病专家采用知识、态度、行为与实践(Knowledge, Attitude, Behavior, Practice ,即 KABP)的概念工具,把这四项测量作为研究艾滋病污名化与歧视的起点。他们认为,恐惧、误解、道德化是污名的主要根源,只要提高人们对艾滋病的认知,就能够消除对艾滋病的歧视。在此基础上,他们认为持续的健康

---

① 吴飞:《浮生取义:对华北某县自杀现象的文化解读》,中国人民大学出版社,2009 年。
② 景军:《艾滋病谣言的社会根源:道德恐慌与信任危机》,《社会科学》2006 年第 8 期。

教育是改变歧视态度与行为的关键。然而,这种做法并没有改变人们对艾滋病的歧视态度,而不断曝光的关于医务人员排斥、歧视艾滋病病人的报道,也使"无知导致歧视"的结论失去了解释力度。

从一个基本的常识出发,笔者认为无知不可能导致歧视,恰恰是人们对艾滋病的认识导致了歧视。那么,这种认识从何而来？正是来自大众媒体与医疗卫生部门。笔者通过梳理发现,大众媒体与医疗卫生部门所传达出的污名化信息,尤其是恐吓策略的应用,导致了人们对艾滋病普遍的恐惧心理。① 后来,笔者进一步通过实证研究,考察了在承载艾滋病相关知识与信息的健康教育材料以及艾滋病防治活动过程中,艾滋病防治工作人员与目标人群的互动中存在的污名化与歧视现象,揭示出艾滋病歧视的真正根源,并提出了相应的反歧视策略。笔者认为,要消除艾滋病相关歧视,首要的是改变医疗卫生领域所主导的艾滋病相关话语,否则对艾滋病的歧视不仅无法消除,反而会随着艾滋病防治工作的推进而不断蔓延。②

再次,卫生政策倡导与评估。

2000年涉足艾滋病研究领域后,景军作为国务院艾滋病工作委员会专家委员会政策组成员,参与了大量国家层面艾滋病政策策略的评估研究与设计工作,并将人类学的文化主体性、弱势群体关怀、社区参与等价值与理念注入了艾滋病政策。当时,我国的艾滋病流行形势已经相当严峻,但各级相关部门领导对此并没有一个清醒的认识与正确的态度,这在很大程度上阻碍了艾滋病防治工作的顺利开展。无论卫生行政官员还是艾滋病防治工作人员都意识到,艾滋病政策倡导与领导层开发工作势在必行。针对这种情况,2002年景军受中英项目的支持,组织包括人类学家在内的专家编写了《艾滋病政策倡导手册》,探讨艾滋病政策倡导的步骤、技巧与方法,作为政策倡导培训之用。同年,他与哈佛大学人类学家考夫曼(John Kaufman)在《科学》上联名发表《中国艾滋病:即刻行动起来》一文,呼吁中国政府动员各种社会资源来预防艾滋病的大规模蔓延。③ 此后,他与中央党校的靳薇促成哈佛大学肯尼迪学院与中央党校联合举办了多期艾滋病高官培训,积极开展政策倡导与领导层开发,先后

---

① 张有春:《艾滋病宣传教育中的恐吓策略及其危害》,《思想战线》2017年第3期。
② 张有春、和文臻:《艾滋病歧视的根源与反歧视策略研究》,《社会建设》2017年第3期,已收入本书。
③ Kaufman, J., and Jing Jun, "China AIDS,The Time to Act is Now", *Science*, 2002(296),pp. 2339-2340.

组织参与了云南、四川等省的"艾滋病防治高官培训班",对于营造良好的艾滋病防治的政策环境与社会氛围起到了积极的推动作用。

2001年,笔者主持了一项分析艾滋病政策决策过程的项目。该项目以《中国遏制与防治艾滋病行动计划(2001—2005)》《上海市艾滋病防治管理办法》和《成都市性病艾滋病防治管理条例》作为案例,系统考察了中央、直辖市与计划单列市三级行政/立法部门制定艾滋病防治相关政策/法规的过程。评估研究发现,各级政府的艾滋病政策决策以行政与业务部门领导决策为主,是自上而下的决策,缺乏广泛的社会动员与参与,与利益相关人的需求脱节。这种精英决策所制定的公共政策反映了精英阶层的偏好、利益与价值选择,忽视了公众的公共利益与保护少数人的原则。①

又次,项目督导与评估。

进入新世纪以来,接受国际机构资助开展公共卫生项目的情况越来越多,项目管理模式与经验随之也被引入公共卫生实践。其中,把专家评估作为项目管理手段与重要环节已十分常见,不少学者参与其中。2002以来,除笔者外,庄孔韶、景军、翁乃群、富晓星等人类学家多次受邀对中英项目、全球基金艾滋病项目、联合国教科文组织等相关机构的公共卫生项目进行评估。他们积累了大量的评估经验,并形成了系统的评估研究方法。

除了开展项目评估外,笔者还曾参与中国疾病预防控制中心健康教育所组织的健康教育材料的评估与筛选工作。在参与过程中,发现不同学科背景的学者会关注材料的不同方面:医学与健康专家关注信息的科学性、准确性,传播专家关注材料设计的艺术性与可接受性,认知心理学家对信息能否为目标人群所理解进行评估,而人类学家则从材料所针对群体的语言习惯、宗教信仰、生活语境等角度评估材料的"文化适宜性"。后来在福特基金会的支持下,笔者组织不同领域的专家组成课题组,主持开发了"艾滋病健康教育材料评估工具",用于艾滋病健康教育材料的制作与筛选。笔者还对一些地方所使用健康教育材料的文化适宜性进行了评估,提出了其中存在的问题。②

最后,政策咨询与人员培训。

---

① 张有春、余冬保、方蕙等:《中国艾滋病相关政策决策过程的分析》,《中国艾滋病性病》2005年第2期。
② 张有春、和柳、和文臻:《艾滋病健康教育材料的文化适宜性——以柳州市的评估研究为例》,《广西民族大学学报》(哲学社会科学版)2013年第2期,已收入本书。

政策咨询与人员培训是人类学应用性实践的主要形式之一,几乎贯穿人类学学科的发展过程,不管是在殖民时期、"二战"期间还是战后的国际卫生项目中,人类学都发挥了重要的咨询与培训作用。

自参与艾滋病防治工作后,景军、翁乃群、侯远高等人类学家就成为国务院艾滋病工作委员会专家委员会政策组、联合国艾滋病规划署、联合国教科文组织等国内外组织机构在文化、民族、政策等方面的咨询专家,为这些机构提供关于健康问题与社会文化因素相关性方面的政策建议。景军、靳薇等人类学家还多次参与了中央及地方党政系统的高官培训,以进行政策倡导,引起领导层对艾滋病问题的重视。此外,人类学学科基础知识,尤其是定性研究方法、对文化的敏感性的培训是人类学家与流行病学、医学专家交流互动的重点。

在组织参与培训的同时,人类学家积极编写或参与编写了各种培训教材。景军组织编写了《艾滋病政策倡导手册》,靳薇主编了《艾滋病防治政策干部读本》,笔者参与编写了《如何制定区域艾滋病防治战略规划》、《预防艾滋病母婴传播》等技术指导手册与培训教材,用于政策倡导与领导层开发、艾滋病防治战略规划制定、医护人员预防艾滋病母婴传播等不同目的。

三、中国人类学参与公共卫生面临的困境与问题

在参与公共卫生研究与实践的过程中,医学人类学家积累了丰富的经验,发表了大量高质量的论文,并有一些具有深度的民族志作品问世。针对一些具体的公共卫生问题,他们还提出了富有创意的政策建议。然而在这一过程中,人类学学科的一些局限性与不足也日益显现出来,比如学术成果转化为健康政策面临的困境、人类学民族志方法在面对紧迫的公共卫生问题时的不足等等。

(一) 学术成果的应用性转化问题

从理论研究到实践行动,人类学家参与公共卫生议题有各种不同的路径,扮演着包括健康问题研究者、政策倡导与评估者、项目督导评估专家、咨询与培训专家等不同角色。除少数学者有机会参与政策倡导、咨询培训外,实际上大多数人类学家主要在高校或科研机构工作,他们参与的方式主要是理论与应用性的研究。对于一名学者而言,无论是基于学术兴趣进行的理论研究,还

是以社会问题为导向开展应用性研究,如果其研究成果能在一定程度上影响公共政策的制定、推动社会问题的解决,无疑会使研究工作更有意义。然而,在将研究成果转化为应用性政策建议的过程中,他们面临着一些困境与问题。

首先,缺乏一个能使人类学家参与政策决策的可持续的平台。

公共政策是实现公共意志、满足社会需要的公意选择,是规范和引导公众的行动指南或行为准则,是由特定的公共权力机构制定的有计划的活动过程。在西方国家,一项公共政策出台之前,决策者通常会通过专家咨询或讨论、成本效益分析、举行公众听证或公开辩论、媒体讨论等形式,获取信息并取得公众的支持。但在我国,很多公共政策从起草、修改到出台的整个决策过程,都是以相应级别的行政部门与业务主管机构的领导与专家作为主体,不仅缺乏广泛的社会动员与参与,实际上也没有形成一种有效的机制保证相关领域专家的参与。卫生政策领域也同样如此。

人类学的公共卫生研究成果面临更尴尬的窘境。由于健康部门乃至社会公众对人类学的隔膜,他们很少将公共卫生问题与社会文化议题联系在一起,也很少关注人类学领域的相关学术成果,更没有建立起与人类学家的沟通机制与交流平台。虽然由于中英项目及国际组织的推动,一些人类学家一度参与到了艾滋病政策的制定与评估过程之中,但艾滋病议题在政治与社会领域的受关注度降低后,转向临终关怀、养老、医患矛盾等健康议题的医学人类学家及其研究就很少得到决策者的关注,人类学的研究成果与公共卫生政策及策略的制定与实施失去了关联性。

其次,人类学在公共卫生领域的边缘地位,使其知识与实践很难得到认可。

在我国,流行病学等学科一直主导着公共卫生领域的行政与业务工作。虽然由于参与艾滋病研究的机缘,医学人类学家与流行病学家有了接触与交流的机会,但两个学科的专业术语、学科定位、理论方法等方面的巨大差异以及它们之间长期的隔绝状态,造成了二者之间沟通的困难,也使人类学家的学术成果很难得到认可。

2008年5月,"促进艾滋病性病领域人文社会科学与公共卫生的合作"国际研讨会在广西柳州召开,已经有多年合作经验的社会学家、人类学家与流行病学专家在一起,就多学科合作的事宜进行了深入讨论。一位在公共卫生领域具有较强人文社会科学倾向的流行病学家在总结过去几年社会科学参与艾滋病防治的经验时,对社会学、人类学提出了尖锐的批评。他认为,社会科学家参与艾滋病防治,"没有给我们解决问题,倒给我们添乱了"。包括人类学家在内的社会科学家不仅没有帮公共卫生专家解决他们面临的问题,反而提出了更多问题,这些问题是公共卫生专家无法解决的,比如社会转型、人口流动、社会分层与经济不平等、贫困与边缘化等等。而人类学家总结出的"虎日"戒毒仪式等地方性防治经验也由于无法推广到彝族地区之外,而在公共卫生专家眼中失去了意义。

这些批评意见表明,人类学家与流行病学专家之间并没有达成有效的沟通与交流,他们对对方的学科性质特点与方法缺乏基本的认识,两个学科之间也存在巨大差异。比如,流行病学家希望寻找具有普遍意义的风险因素与变量,却发现医学人类学家提出的文化概念很模糊,有时指生计方式,有时指宗教信仰,有时又指生活习俗。在这种情况下,流行病学家很难把它们作为像性别或职业意义的变量那样加以分析与测量。不仅如此,流行病学家追求通则,认为一种干预措施只有在所有场景中有效才有价值,而人类学家恰恰持特殊论而非普遍论的观点,认为不仅对健康与疾病的认识因人因文化而异,而且防治措施也应具有文化适宜性与文化敏感性,这样才能取得良好的效果。由于涉及权力、资金等问题,在流行病学占主导地位的公共卫生领域,学科理念与取向的巨大差异使人类学处于边缘地位,研究成果与发现很难得到认可与应用。

(二) 民族志方法在面对紧迫的公共卫生问题时的不足

很多应用性工作需要就某一问题很快得到答案并在此基础上作出决策,比如对健康项目进行评估以决定要不要继续开展,或者项目过程中存在哪些问题,又比如对一个地区的健康问题进行评估,以确定要不要进行干预以及如何干预,等等。这决定了参与公共卫生不像学术研究,后者的主题与时间由研究者决定,而公共卫生问题的研究有明确的目的、主题、较高的时间要求,它更需要综合利用各种研究方法,在很短的时间内完成所担负的任务。

人类学的主要研究方法是民族志,它是对人类文化行为的系统记录与解释。民族志以各种访谈、直接观察、参与观察、学习地方语言等定性调查为基础,为了达成对一个文化的深度理解与阐释,传统上民族志研究需要人类学家花费数月乃至一年以上的时间进行观察与资料的收集。但是由于问题的紧迫性，民族志方法在参与公共卫生研究与实践的过程中显示出了其局限性。如果不能更快地获得数据及结论并采取行动，就无法对问题作出及时高效的应对。

（三）学科内部对应用性工作的轻视与不认同

由于带有鲜明的应用实践取向，人类学的公共卫生研究与实践多被归于应用人类学之列。在人类学学科发展的历史过程中，人类学已经分化为两个阵营："作为知识科学"的学院派与"作为实践科学"的应用派，人类学的公共卫生研究属于后者。

学院派人类学家认为，人类学的主要任务是认识不同文化生活的运行轨迹，参与包括公共卫生在内的社会问题违背了本学科的文化相对论原则与价值无涉原则，因为介入意味着在一定价值基础上对现实进行干预。从这个意义上讲，干预不是人类学的应有之义。在一些人类学家积极参与艾滋病防治工作后，个别学院派人类学家明显表现出了对这些学者的轻慢，称他们是"搞应用"或"玩项目的"，是打着人类学的幌子从事非人类学勾当的"机会主义者"，说他们方法混乱，缺乏理论深度与内涵，玷辱了人类学学科的纯粹性，等等。

四、应对与前景

面对人类学参与公共卫生议题所遇到的一些困境，不同人类学家采取了不同的应对策略。一些人类学家在短暂介入艾滋病等公共卫生相关议题后，很快退回了学术研究的"象牙塔"，以免模糊了学术议题（academic questions/issues）与社会问题（social problems）之间的边界，使自己在各种社会问题、健康项目中失去学术目标与方向；一些学者继续自己理论研究与应用实践并重的学术取向，在从事科研教学的同时，积极参与公共卫生议题的学术讨论、政策倡导、人员培训、媒体宣传等工作，不断在公共场合发声，以扩大人类学在公共卫生领域的影响；部分人类学家则走得更远，他们脱离了学术圈，去专门从事应用性的实践工作；也有学者继续公共卫生领域的研究，不断扩展人类学在该领域研究的主题与对象，淬炼适合特定研究对象与主题的理论概念与视角方法，增强人类学参与公共卫生问题的理论潜力与应用价值。

(一) 对学院派人类学批评的回应

人类学应用性研究及实践的历史与人类学自身的历史一样久远,对应用人类学的轻视同样在人类学界一直存在。然而,这种轻视是建立在部分学院派人类学家对人类学历史不熟知的基础之上。从古典进化论者提出人类心智普同性假设并将不同人种放在人类进化序列的不同阶段,以回答"要不要把不信天主教的黑人等人种当人看待"的问题,到为了实现间接的殖民统治,功能论者对部落社会宗教信仰、传统权威、神话传说等的功能分析;从通过了解敌对国的文化与人格特点以制订对敌政策的国民性研究,到面对北美印第安文化的消亡而开展的文化涵化研究;从第三世界国家的贫困问题与现代化理论的内在关联,到全球化时期文化自觉与文化自信的提出,人类学史上诸多重要理论概念的提出无不与应用实践语境有着千丝万缕的关系。

日常生活中,人们处于一种不自觉的生命状态,处理的是吃喝拉撒等日常事务,人与人、文化与文化之间的差异也许并不明显,只有面临病痛、疾病、死亡、危机等生死攸关的大事,个体与社会文化对生命理解的独特性与细微差异才凸显出来。因此,涉及生老病死的生命现象常常成为人类学理论创新的起点,它们不仅有直接的应用价值与干预意义,而且为人类学家洞悉社会文化底蕴提供了重要的契机。正是通过坚持不懈地参与公共卫生问题的研究与应对,医学人类学家不仅增进了媒体、公共卫生、政府及一般公众对人类学的认识,而且积累了大量具有理论深度的学术成果,改变了人类学在学术界的地位。

自新世纪之初参与艾滋病防治工作以来,景军的研究涵盖了艾滋病、青少年吸毒、老人自杀、养老、儿童养育、环境抗争等诸多公共卫生议题,不仅在应用实践领域影响巨大,而且娴熟应用并变换各种社会理论,对公共卫生议题作出有效的理论阐释。如他用社会分层阶梯理论分析人们面临健康风险的差异,从剥夺视角对老人自杀现象进行审视,用社会文化建构理论探讨生命价值的形成,用生命权力理论探讨长卡司机被纳入艾滋病监测的社会文化机制,等等。[①] 此外,在景军的指导下,余成普用"生命的礼物"概念对血液捐献的分析,[②]韩俊红用"医学化"概念对青少年网络成瘾的研究,[③]都是具有一定理论

[①] 景军:《公民健康与社会理论》,社会科学文献出版社,2019年。
[②] 余成普:《生命的礼物:血液捐赠的理论与实践》,科学出版社,2017年。
[③] 韩俊红:《无疾生病:网络成瘾医学化的建构与实践》。

深度的研究专著。这些研究改变了学院派人类学家认为公共卫生研究没有理论深度的刻板影响。

传统上，人类学是对"他者"的研究。无论怎么界定"他者"，科学家群体及科学知识都长期被排除在研究对象之外。二十世纪六七十年代人类学的后现代反思逐渐改变了这种状况，人类学家不仅对自己的田野过程进行反身性（reflexive）研究，而且将自然科学家群体及科学知识、科学发明纳入了研究视野，考察其背后的制度、社会文化、政治经济等因素。一直被悬置的生物医学也被作为一种民族医学与文化系统，受到了医学人类学家的系统审视。

然而，我国的文化人类学研究大多停留在传统的研究套路上，民族文化、乡村习俗、地方信仰等受到持续关注，而对城市群体与城市现象的关注相对薄弱，将科学家群体纳入研究视野的研究更是寥寥。在研究艾滋病相关污名与歧视的过程中，笔者将医疗卫生专家作为研究对象，考察了艾滋病相关歧视与污名产生的根源。[①] 该研究不仅对于认识艾滋病相关污名与歧视具有理论意义与政策价值，对于人类学而言，它更大的意义在于把中国人类学从对地方性知识、少数民族的关注转向了现代科学知识生产与实践群体的关注，并把后者作为一个文化群体加以研究，是中国人类学的一次新的尝试。

（二）发展快速有效的评估工具

评估研究是通过科学方法对一个具体的对象（项目、政策、活动等）进行系统的评价，尤其是对公共项目与公共政策进行评价的研究工作。在评估过程中，评估者需要将评价结果与一定的标准作比较，描述和解释评价对象的质量、效果与影响等，并以此作为决策的依据。根据侧重点的不同，评估又分为需求评估、过程督导评估、影响评估与效果评估等。

以社会问题为导向的应用性研究需要人类学家采用评估研究方法迅速获得数据并得出结论，提出政策建议。在应用人类学领域，自二十世纪七十年代以来，就出现了一些更快的研究方法，最常见的是快速农村评估（rapid rural appraisal）与参与式农村评估（participatory rural appraisal）等。这些快速研究方法中用到的具体方法包括直接观察与参与观察、半结构式访谈、专题小组讨论、画图表等等。

---

① 张有春、和文臻：《艾滋病歧视的根源与反歧视策略研究》，《社会建设》2017年第3期。

深入访谈是人类学收集资料的最常用方法之一。但在应用场景下,这种方法需要花太多时间准备,而且要逐一进行访谈,耗时较长。为了迅速搜集信息,应用性研究常常使用专题小组讨论与访谈方法,研究者在短期内就同一个主题或同样问题组织同一类利益相关人进行讨论,迅速得到相关资料。专题小组的长处在于能够围绕某一主题获得一个特定群体的详细信息,但这种方法也有其不足,人们的反应会受到其他人观点的影响,而调查员的协调能力也会影响到人们的反应。

除了以上常规方法外,应用性工作比人类学的学术研究更多用到定量方法。在很多社会干预及社会服务项目中,项目目标常常以达到一定的指标为依据,比如干预地区人均收入水平的提高幅度、社会服务项目的覆盖面及受益人群规模、艾滋病知晓率的提高等等。在这种情况下,项目评估首先要看这些指标有没有达成。实施项目前的基线调查结果与评估结果数据的对照成了评估的重要组成部分。

自 2001 年起,景军、周大鸣、秦红增和笔者等就将快速农村评估与参与式农村评估等快速评估方法用于贫困社区发展规划项目。① 后来进一步将评估方法系统化,结合直接观察、深入访谈、专题小组讨论等定性方法与问卷调查,开发出了一套切实有效的快速评估工具,多次用于卫生项目、卫生政策的评估。其中,定性与定量分析的结合成为人类学项目评估研究工作的一大特点。

(三) 行动的人类学

从事应用性研究和实践的人类学家认为,人类学并不存在于社会真空之中,任何科学研究的目的都应该是发现并解决社会问题,提高人们的生活质量。当代世界处于持续的文化接触与社会变迁之中,由此引发了诸多紧迫的问题,人类学家有义务将学科知识用于应对生活世界的挑战。在当今世界,人类学要继续存在下去,实践不是一种选择,而是其学科命运。基于这样的认识,医学人类学家对认为应用性研究违背了文化相对论原则的观点作出了积极的回应。

在《作为行动人类学的医学人类学》一文中,景军从 1980 年费孝通在美国

---

① 张有春:《贫困、发展与文化:一个农村扶贫规划项目的人类学考察》,中央民族大学出版社,2014年。周大鸣、秦红增:《参与发展:当代人类学对"他者"的关怀》,《民族研究》2003 年第 5 期。

人类学年会期间获颁马林诺夫斯基奖时发表的题为"迈向人民的人类学"的演讲讲起,谈到今日以"为人民服务"为宗旨的行动人类学之急迫性。他认为:当面临人类学家最有发言权的诸多重大社会与文化问题之际,中国人类学家的声音却很微弱,人类学家既不能影响决策人,也不能将认知有效地传达给民众,甚至不能引发同行的共鸣或呼应,造成这一局面的原因主要是人类学家对知识生产的理解有局限性,我们没有充分认识到,人类学积累知识的目的就是将之运用到文化反思与社会批评之中,而不是坐而论道,使学术成为一种智力的游戏。另外,人类学家对实施行动人类学的路径也有认识上的局限。就具体路径而言,人类学家需要在学科内建立一个履行社会责任的学术氛围,要勇于同传统媒体与新媒体的意见领袖对话,要积极寻找政策倡导的机会,要善于同其他学科的学者就社会发展与文化变迁问题展开合作研究。同时,人类学家需要在本学科最有发言权的文化相关议题上争取到发言权。为此,医学人类学肩负着行动的重任,同时也为人类学理论方法的升华提供了广阔的空间。①

行动的人类学致力于行动、实践与改变,而不仅仅停留在认识与评判。行动的人类学家在非学术领域工作,担任各种不同的角色。他们可以直接在民间参与社区发展,与村民一起应对贫困、疾病与健康问题;可以从事培训工作,教会人们在开展公共卫生项目时建立对文化的敏感性,学会从易感人群的角度出发看问题;可以在非政府组织工作,直接参与改变某一特定群体的健康与生存状况;等等。行动的人类学不像社会工作或医疗护工一样,它没有固定的参与模式,也没有严格界定的身份角色。

在人类学内部进行行动倡导与呼吁的同时,景军身体力行,积极在高校讲台、大众媒体、国际国内会议等场合就艾滋病、毒品、养老等公共卫生议题发表演说,进行政策倡导、领导层开发以及人类学理念的普及与宣传。他还于2017年在清华大学医学院创建公共卫生研究中心,与医学、公共卫生等领域的专家合作,联合培养国际公共卫生硕士。很多留学生获得学位返回本国后,活跃在公共卫生的舞台,扩大了中国医学人类学在国际公共卫生领域的影响力。

景军在进行行动人类学的呼吁与实践的同时,也积极进行学术论文论著

---

① 景军:《主持人言:作为行动人类学的医学人类学》,《思想战线》2014年第2期。

的写作与发表,在两个领域都取得了引人注目的成就。而侯远高与张玉萍则从学术圈慢慢走了出去,成为在公共卫生领域专门致力于行动人类学的两位实践者。

从 2002 年开始,中央民族大学侯远高、张海洋等在四川凉山地区开展了"本土资源与弱势群体参与艾滋病防治的途径和模式"和"凉山腹心地区毒品和艾滋病社会控制行动"等项目,探讨在具有不同社会文化背景的高危社区建立艾滋病控制的有效机制,提出本土资源与目标人群进入预防与关怀体系的艾滋病本土化防治模式,同时对政府在防治工作方面的不足提出了批评。2005 年,侯远高等几位彝族教师发起成立了非政府组织"凉山彝族妇女儿童发展中心"。该组织的使命是围绕受毒品、艾滋病与贫困影响的妇女儿童,开展以权益保护和能力建设为核心的公益行动,促进妇女儿童的全面发展,推动公民社会和新农村建设,并在凉山地区开展文化传承与健康行为倡导、艾滋病与毒品预防、儿童救助与妇女发展、乡村治理与扶贫模式创新、紧急救援与灾后重建等多方面的工作。

从清华大学获得人类学博士学位后,2017 年张玉萍注册成立了玉润公益基金会,该基金会致力于老年、女性、儿童等人群的健康促进和健康发展,并专门设立"玉润健康研究基金",资助社会科学领域的健康研究。基金的目的是培养青年学者对人类健康的研究兴趣,推动学生积极参加社会调查与实践,并在学术界、公益界之间搭建起一个理论与实践相互促进的平台。至今,玉润公益基金会已经资助众多青年学子与研究生的健康研究项目,取得了丰硕的研究成果,引起了较大的社会反响。

结语与讨论

在中国,二十世纪八十年代以来的改革开放使物质生活水平有了大幅度提高,人们基本上摆脱了物质生活的短缺与匮乏状态。在温饱得到解决、人均寿命不断提高的情况下,如何提高人们的生活质量与生存品质,成为个体与社会热切关注的议题。与此同时,由于疾病谱系的转变,长期慢性病、退行性疾病伴随着老龄化程度的加剧而变得日益严峻,与抽烟、喝酒以及网络游戏等不良生活方式相关的健康问题持续威胁着人们的健康,伴随工业化生产出现的食品安全、环境污染等问题也对人们的健康提出了持续的挑战。能否继续对社会变迁带来的公共卫生问题作出积极回应,既是医学人类学的职责所在,也是学科发展的外在动力与活力所在。这就需要医学人类学充分利用本学科的学术资源,继续开发适宜的研究工具,不断磨砺学科的问题意识与理论工具,推动人类学的公共卫生研究向纵深方向发展。

医学人类学对人类健康的最主要贡献在于支撑人类学的两个核心理念,即整体论和文化相对论。对医学人类学而言,整体论的意义在于将所探讨的问题放在一个多重因素的范畴加以对待,既关注共时性问题,也关注历时性问题;既要分析生物或生理的因素,也要分析社会文化因素。强调文化相对论,目的则在于凸显文化多样性的现代意义。例如,不同的传统医学非常明显地体现着人类应对健康问题时表现出来的文化多样性。即便在现代生物医学较为强势的国家和地区,传统医学的生命力仍然旺盛。同时,文化差异必定表现在人们对疾病的认识、医患沟通和就医行为等方面。总之,整体论是一个认识方法论问题,目的是为了避免"只见树而不见林"的认知错误;而文化相对论是一个原则立场问题,目的是防止将某一文化所代表的价值体系、行为准则或制度化安排作为强求其他文化必须攀援的门槛。

然而在参与公共卫生议题相关的研究与实践的过程中,一些人类学家并不能很好地贯彻以上两个核心理念。比如,在进行艾滋病防治研究的过程中,部分学者简单地接受公共卫生与流行病学领域的观点,简单地视卖淫嫖娼为不道德的行为或高危行为,提出了要这些群体"洁身自好"、"自律"的观点,这严重脱离了生物—文化整体性的人类学原则,也无视人的行为发生的政治经济语境,使人类学重视"地方性知识"、"当地人观点"的学科优势得不到充分发挥,成了流行病学等学科的附庸。

此外,整体论不仅是一种理论视角或口号,也需要必要的知识铺垫与积累。由于文化人类学是建立在经验研究基础上的一门学科,长于对小规模群体与社区的深入剖析与整体认识,而短于对宏观的政治经济与社会历史过程的把握,以及对生态环境、社会文化及人的生物特征之间的互动的考量,这使得整体论原则尤其难以得到贯彻。对于国内的大多人类学家而言,这一问题尤为突出。虽然人类学以整体上认识人类为己任,但由于各种因素的限制,国内大多数人类学家的视野相对有限,常常陷入某一主题、群体或空间范围,纠缠于田野资料的细枝末节,而缺乏对环境、资本等宏观力量的人体影响的观照,很少能看到该群体以外更大的世界。此外,人类学分支林立,不同分支之间认同与交流不多,这些状况都使得人类学家背离了从整体上认识人的学科理想,仍然难免"见树不见林"的弊端,也使得人类学家在进行应用性研究实践的过程中并不擅长高层设计,而适合在微观的社区或群体层面提供政策建议。

2019年底新冠肺炎疫情的爆发是一个极大地影响并塑造世界历史进程的公共卫生事件,它对世界政治经济及人们日常生活方方面面的影响已逐渐显现出来。考察疫情在个体、社区、地方、国家及全球等不同层面的影响,重新思考自然生态与社会文化、人与自然之间的关系,将成为发展中国医学人类学的新起点。

艾滋病歧视的根源与反歧视策略研究*

在世界范围内,艾滋病是一种受到严重社会歧视的传染病。对艾滋病的歧视范围广、程度深,使得公共卫生领域把它视为艾滋病疫情发展的最高阶段,甚至有学者提出污名(stigma)与歧视本身已经成为一种流行病,应加以研究与控制。①

世纪之交,艾滋病污名与歧视的问题开始受到中国政府的重视,并成为流行病学与社会科学研究者共同关注的话题。社会科学研究者倾向于把污名作为艾滋病病毒之意义的社会文化建构来理解,认为它是社会价值与信仰的结果。② 而在艾滋病防治领域主导话语权的流行病学家则普遍采纳知识、态度、行为与实践工具(KABP),把对认知的测量作为研究歧视的起点。其基本假设是:人们歧视艾滋病是因为对它的认识不足或认识错误,而正确的认知必然带来正确的态度与行为。研究者认为,恐惧、对日常接触HIV感染者之风险的误解与道德化是艾滋病污名化并受到歧视的根源,而它们都源于人们没有正确的艾滋病知识。③ 在这一认识的基础上,通过持续的健康教育改变人们对艾滋病的认知,被艾滋病防治领域作为消除歧视的重要策略。

---

* 本文与和文臻合著,原载《社会建设》2017年第3期,略有改动。
① G. Herek and Erick. Glunt, "An Epidemic of Stigma: Public Reactions to AIDS", *American Psychologist*, 1988, 43 (11), pp. 886 – 891.
② 翁乃群:《艾滋病的社会文化建构》,《清华社会学评论》2001年第1期。景军:《艾滋病谣言的社会渊源:道德恐慌与信任危机》,《社会科学》2006年第8期。郭金华:《与疾病相关的污名——以中国的精神疾病与艾滋病污名为例》,《学术月刊》2015年第7期。
③ Cao Xiaobin, Sheena Sullican and Xu Jie, et al., "Understanding HIV-Related Stigma and Discrimination in a Blameless Population", *AIDS Education and Prevention*, 2006, 18(6), pp. 518 – 528. Qiao H. Z. and Wang N., et al., "Association. of Misconception about HIV Transmission and Discriminatory Attitudes in Rural China", *AIDS Care*, 2007 (19), pp. 1283 – 1287. Martha B. Lee and Wu Zunyou, et al., "HIV-Related Stigma among Market Workers in China", *Health Psychology*, 2005, 24(4), pp. 435 – 438.

从逻辑上讲,不管是认识不到位还是社会文化建构的结果,歧视都不可能在人们对艾滋病一无所知的情况下发生,它恰恰是以人们最初所获得的艾滋病知识与信息为基础,而这些知识、信息最终无疑可以追溯到大众媒体的艾滋病宣传报道、艾滋病健康教育材料、公共卫生系统的艾滋病防治活动,以及艾滋病的临床治疗与关怀实践。基于这样的认识,笔者曾专文梳理了大众媒体所传递的艾滋病信息在构建公众的艾滋病想象、导致人们普遍"恐艾"过程当中的作用。① 本研究则试图通过评估艾滋病健康教育材料,考察艾滋病防治人员与易感人群(vulnerable group)的互动,以及临床医务人员与 HIV 感染者及艾滋病患者之间的互动,探讨医疗卫生部门的艾滋病预防干预及治疗工作与艾滋病歧视的相关性。

一、健康教育材料与反歧视

健康教育是通过传播健康知识帮助人们树立健康观念,改变不良习惯与行为,采纳有利于健康的行为及生活方式的教育活动与过程,是连接健康知识与行为改变的桥梁。

健康知识的传播需要借助一定的载体,最常见的载体有两种,一是健康教育材料,二是健康教育活动,后者是包含了前者的综合性活动。因此,健康教育材料是健康教育的基础,其内容的科学性、准确性在一定程度上决定了健康教育的成败。如果材料信息不当或有误,势必造成对目标人群的误导,使他们产生错误的认知与态度。在这个意义上讲,从目标人群的角度出发对健康教育材料的影响进行评估,意义重大。

2010 年 11 月,研究者到广西壮族自治区 L 市进行了艾滋病健康教育材料的评估研究。② 评估对象是当地疾控中心在艾滋病健康教育活动中常用的扑克牌、小册子、折页、海报、挂历、圆珠笔以及同伴教育卡片、性病卡片等内容与形式各异的材料共 20 份。其中 8 份以一般公众为对象,旨在唤起人们对艾滋病的重视与关注;12 份针对女性性工作者(以下简称性工作者),涉及艾滋病、性病相关知识,以及在当地做艾滋病检测及性病诊疗所需的信息,目的是改变性工作者的不安全性行为,降低艾滋病在该群体中的传播风险。

---

① 张有春、李晓林:《艾滋病宣传报道中的歧视现象研究》,《中国健康教育》2005 年第 6 期。
② 相关内容参见前《基于场所差异的健康实践与求医行为——以广西 L 市女性性工作者为例》一文。

本研究的评估主体是健康教育材料的目标人群,即在 L 市娱乐场所从事涉性服务的女性。

根据场所规模大小、装修程度、服务内容及消费水平等不同,L 市妇女健康中心①将当地的娱乐场所分为高、中、低三个档次。高档场所主要是 KTV 与夜总会,这些场所规模大,装修豪华,消费水平高,女性服务人员在 20 人以上,以陪客人唱歌、喝酒为主,部分兼提供性服务。她们年龄偏小,受教育程度与收入较高。中档场所主要是桑拿与娱乐会所,这里的女性服务人员在 10—20 人之间,她们以提供按摩、足疗等服务为主,有一定的专业技能,部分兼提供性服务。低档场所主要指发廊、足疗店,女性服务人员 1—10 人不等,年龄偏大,多结婚或离异,以提供性服务为主。

在健康中心工作人员的协助并取得娱乐场所老板、性工作者知情同意的情况下,研究者从高档场所随机抽取 16 人分两组,中档、低档场所各抽取 9 人分两组,分别对上述的 20 种材料进行了评估。四个小组的评估研究在不同时间段按相同程序在妇女健康中心的会议室展开,研究过程包括问卷调查、专题小组讨论(focus group discussion)与非正式访谈三部分,共持续 2—3 小时。

小组讨论由一名女性研究者主持。主持人首先介绍了研究目的,然后请每位参与者填写一份匿名调查问卷,以了解参与者的年龄、籍贯、受教育程度等基本信息。之后,主持人将 20 种材料分发给小组成员,请她们逐件阅读查看,之后引导她们就材料在认识、情感、审美感受等方面给她们的印象展开小组讨论。讨论结束后,研究者对一些积极发言的成员进行了访谈,以深入了解她们对这些材料的印象与评价。

评估研究发现,材料在几个方面传达了不恰当的信息,造成受众对艾滋病的误解、恐惧与道德化。首先,很多材料简单地将艾滋病与卖淫嫖娼、静脉注射吸毒等行为等同起来,不仅造成了人们对艾滋病的误解和道德化,也加深了人们对性工作者等群体的污名化与歧视。

科学研究表明,不同高危行为②感染艾滋病的几率是不同的。即使不使用

---

① 成立于 2006 年,隶属 L 市疾控中心,负责在娱乐场所的性工作者中开展艾滋病健康教育与行为干预活动。
② 高危行为(high-risk behavior)指与他人发生体液交换从而带来感染 HIV 风险的行为,主要包括多性伴侣、无保护的性交、与他人共用针具注射吸毒、使用未经检测的血液或血制品,以及感染 HIV 的女性生育与哺乳等。

避孕套,通过阴道性交感染 HIV 的概率也只有 1/500,而母婴传播的概率是 1/5,共用一个针管或者针头注射毒品而感染的概率是 50% 以上,输入带有 HIV 的血浆传染的概率则近乎 100%。① 然而所有材料都不加区别地告诉人们上述行为传播 HIV,而且材料将"阴道性交感染 HIV"偷换为"卖淫嫖娼感染 HIV",将"有多个性伴侣、不安全性行为的人"偷换为"卖淫嫖娼者"。这些经过选择的信息使受众得出"卖淫嫖娼而不是高危行为易感染 HIV"的结论,这不仅误导了受众,而且造成了对艾滋病的道德化。在专题小组讨论中,不少性工作者对材料将艾滋病与卖淫联系起来并道德化的做法表示了不满。

其中,一份题为"洁身自爱,预防艾滋病"的招贴画引起了不少评估者的反感,其主旨是说"卖淫嫖娼容易感染艾滋病"。35 岁的刘兰花离异后,一个人抚养上中学的孩子,在尝试过当商店售货员、卖过服装而无法维持生计后,她进入了发廊工作。她对材料传达的"卖淫就是不洁身自爱"的逻辑很不认同:"我们怎么就不洁身自好了?人总得活下去,孩子总得上学吧?……"

另一位评估组成员则对该材料把艾滋病与卖淫行为联系起来的做法提出了质疑:"我在这儿做了好几年这个(指性工作)了,但没有听说过周围谁得了艾滋病。这些材料为什么老是把艾滋病和我们联系在一起?搞得好像艾滋病都跟我们有关系似的。"

由于把卖淫和艾滋病联系起来,当妇女健康中心工作人员试图在娱乐场所张贴海报、招贴画时,遭到了场所老板与性工作者的抵制。一位受访者称:"也不想想,艾滋病啊,吸毒啊,这些东西贴在那儿,谁还敢到我们那儿耍?"

在我国,性工作者本身是一个被道德化并遭受社会歧视的群体。健康教育材料将卖淫嫖娼行为与艾滋病等同起来,号召人们"洁身自好"的做法,直接造成了将艾滋病道德化的后果。

其次,健康教育材料对信息的选择造成受众对艾滋病的误解,导致了她们的恐惧心理。

评估研究发现,少数材料会具体讲述 HIV 如何传播、怎样攻击人的免疫系统、怎样导致并发症等等,这些知识虽然科学、准确,但由于太过专业,很少评估者能够理解它们,也更难将这些知识与自己联系起来。她们表示对这些材

---

① 潘绥铭:《莫把艾滋病的恐慌夸大》,《人生》2002 年第 5 期。

料"没有兴趣"、"看不懂"。

而大多含有艾滋病知识的材料是选择性的。例如,HIV 在感染者身上会有数年到十年以上的潜伏期,在这个阶段,感染者只是 HIV 携带者而不是病人;即便过了潜伏期转变为病人,坚持服用抗病毒药物也能有效控制病毒载量,这使得艾滋病成为一种需要长期服药的慢性病。与癌症等其他一些疾病相比,艾滋病具有致死率低、病人存活时间长的特点。然而,几乎没有材料提及这些积极信息。为了达到恐吓受众的目的,它们不断强调艾滋病的危害性、致死性,一些材料还特意选取感染者发病后病灶部位严重溃烂的图片将其危害直观化。在看完一份名为"预防艾滋病经性传播"的折页后,一名成员向研究者谈了她的感受:"里面的图片太恐怖了,吓人!我回去几天都吃不下东西了!"

显然,无论在内容的选择与陈述上,还是在图片的呈现上,健康教育材料都是片面、不完全的。这种有意识选择并夸大负面信息的做法使得受众顺理成章地得出了"得艾滋病没救"、"艾滋病是超级癌症"的结论,导致了他们对艾滋病的恐惧心理。

三、行为干预中的恐吓策略

在艾滋病防治领域,除通过宣传教育提高一般公众对艾滋病的认知,唤起他们的防范意识外,疾控部门还以易感人群——静脉注射吸毒者、男男性行为者以及性工作者为重点,有针对性地进行健康教育与行为干预,以降低这些人群的艾滋病患病率。对于静脉注射吸毒者,主要通过美沙酮维持治疗(城镇地区)和清洁针具交换(农村地区)两种方法,以降低艾滋病在该群体中的传播风险。而由于男男性行为者隐蔽性大、内部差异大、外部不易介入等特点,疾控部门很少能在该群体中直接进行干预。因此,相对来说活动场所固定且容易建立联系的性工作者便成了行为干预最主要的目标人群(targeted group)与对象。

自成立以来,L 市妇女健康中心在当地娱乐场所展开了持续的健康体检、艾滋病教育及行为干预活动,得到了场所老板、经理及性工作者的认可。很多场所主动与中心联系,请医生去场所为性工作者免费体检、做讲座。在这一过程中,中心工作人员全面掌握了娱乐场所的分布、服务项目、性工作者人数等动态信息,她们每三个月到场所为性工作者免费抽血检测 HIV 与梅毒,并针对不同类型场所采取了不同的干预策略。在性工作者人数较多的大场所,采取不定期培训,发放折页、小册子、安全套等材料的办法;而对于人数在 10 人以下的小场所,则通过培训同伴教育员,由她们发放健康教育材料,开展艾滋病性病相关教育。

2010 年 11 月,在健康中心的协助下,研究者从 L 市区娱乐场所名单中随机抽取 14 家,通过随机抽样与"滚雪球"的方法,在这些场所共招募 48 名女性进行了调查。调查内容包括自填问卷与深入访谈两部分。问卷主要涉及年龄、受教育程度、婚姻状况、收入水平、居住状况、安全套使用等基本信息。深入访谈在问卷完成后进行,主要围绕被访者的艾滋病知识及来源、对这些知识的印象与评价,以及她们与健康中心工作人员的互动等内容展开,每个访谈持续约 1—2 小时。

访谈发现,性工作者的艾滋病知识大多来自健康中心的工作人员。当被问到对工作人员的看法时,虽然受访者无不表示"她们很好啊,经常来免费给我们体检"、"她们把手机号给我们,我们有什么问题随时能联系她们"等等,然而当谈到艾滋病时,出现最多的字眼却无一例外是"可怕"、"恐怖"、"没治"、"要死人"等等。在她们的表述中,艾滋病是一个避之唯恐不及的恶魔,而安全套是预防的唯一法宝。

来自路边店的 40 岁的韦薇称:"我当然知道艾滋病了!如果不戴套就会染上,国际上也没得治,肯定要死人的。我们都知道!……这些都是杨医生她们讲的。她们每个月都来发材料,讲性病艾滋病,工作蛮认真的。她们讲性病、梅毒有得治,艾滋病没得治,很恐怖,必须要戴套。"

在进行艾滋病的健康教育时,免疫缺陷病毒、病毒载量、CT4、免疫系统之类的专业术语固然科学准确,但对缺乏医学常识的一般公众而言却很难理解。在这样的情况下,为了使人们真切感受到艾滋病的危害,达到改变风险行为的目的,健康中心工作人员便对艾滋病信息进行了有意识的选择,直接告诉性工作者得了艾滋病"肯定要死人"、"没得治",以"恐吓"策略取代了科学的健康教育。但 HIV 有数年乃至十多年的潜伏期,只要把病毒载量控制在一定范围内,感染者就可以长期存活而不一定发病致死,这些能解除对 HIV 恐惧心理的知识却被排除在了健康教育活动之外。

不仅如此,中心工作人员在进行课程培训与展示过程中,还有意识截取艾滋病患者的一些带有恐怖意味的图片与视频,以加深人们对艾滋病的恐惧心理。来自夜总会的 23 岁的田琴称:"杨医生她们给我们放录像,看梅毒啊、艾滋病啊各种病症,疱疹、溃烂,人都瘦得皮包骨头了,看了那些症状,我觉得太恐怖了,我可千万不能得上这么个病。"

显然,性工作者对艾滋病的恐惧心理是健康中心工作人员采取恐吓策略进行健康教育造成的,正是在这种教育过程中,艾滋病被不断妖魔化,"恐艾症"也随之产生。

四、临床治疗中的排斥与偏见

二十世纪八九十年代,关于医院医护人员在面对 HIV 感染者时如临大敌甚至拒之门外的报道屡见不鲜,这一度是医护人员对艾滋病的普遍反应,也是造成一般公众闻"艾"色变的重要根源之一。[①] 进入二十一世纪,这种局面有没有改观呢?

临尘市[②]地处西南边境,是一个重要出入境口岸。频繁的人口流动为艾滋病传播提供了条件。据该市疾控中心提供的数据,截至 2012 年底,全市累计发现 HIV 感染者与艾滋病患者 394 人,其中经性途径传播占 63.5%,经静脉吸毒传播占 34.3%,母婴传播占 1.3%,吸毒合并性途径占 1.0%。现有吸毒人员约 600 人,其中 370 人为注射吸毒者。

2013 年 7 月,研究者在临尘市人民医院采取随机抽样的方法,在该院传染科抗病毒治疗点住院部的近 40 名 HIV 感染者及艾滋病患者中抽取 29 名进行了访谈,其中患者 20 例,感染者 9 例。同时,研究者对治疗点的病房进行了一般观察,对治疗点的个别医护人员进行了非正式访谈,以考察在艾滋病的临床治疗实践中,医护人员与患者及感染者的互动情况。

在访谈过程中,虽然在一般性地回答"你觉得医生怎么样"之类的问题时,大多感染者表示"他们都不错"、"很关心病人"、"把我们当一般病人看待",但是当具体讲述检测及治疗经历时,一些受访者还是让研究者看到了歧视与排

[①] 张有春、李晓林:《艾滋病宣传报道中的歧视现象研究》,《中国健康教育》2005 年第 6 期。
[②] 按照惯例,此为化名。

斥的存在。33岁的罗芳是一名艾滋病患者,她在八年前检测出HIV阳性。2007年怀孕时,她到当地妇幼保健院接受母婴阻断成功,孩子出生后,经检测没有感染HIV。然而,她的孩子还是受到了妇幼保健院医护人员的区别对待:

> 那时候病房已经满了,小孩睡婴儿车嘛,别的小孩有车,我孩子没有。正好旁边一个人要出院了,有一个婴儿车空了,然后我老公就想,我们跟人家一样交了钱,为什么我们孩子不得个车?就拿了那个车来给孩子睡。才睡了一下,那个医生就说:"你不要给你孩子睡,等一下你出院了,我们还要什么都消毒,很麻烦的。"当时我是有一点难过,我说:"那小孩包那么严,还穿着衣服,身上没什么破皮啊、流血的,又是阴性的,就睡一下会至于到消毒的程度吗?"

尽管罗芳的孩子并没有感染HIV,但是妇幼保健院的医护人员仍因他们用了婴儿车而指责了她。另一名女性患者张玉在谈到自己到临尘市下属某县看病的经历时更愤愤不平:"我去县医院,去那个妇幼,他都不理,知道是这个,他都赶出来,挺可怕的,亏他们是医生,一点医德都没有!那些医生都接受不了,更何况那些老百姓?"

艾滋病患者的这些经历表明,尽管我国发现艾滋病病例至今已经三十多年,但一部分一线医护人员对艾滋病仍持有排斥心理,这种歧视行为不仅对患者及其家人造成了不同程度的伤害,而且影响到了病房及医院场景中其他病人及医务人员对HIV感染者的态度,导致歧视在这些人群中扩散。

此外,对医护人员的非正式访谈也反映出了他们对HIV感染者的主观偏见。访谈过程中,几乎每位医护人员都强调要关爱感染者,不要歧视,然而当谈到不歧视的理由时,个别医生的话却令人深思:"我们不能歧视他们,受到歧视后,他们心理就会有很大的压力,可能会做出一些报复我们、报复社会的事情,这是非常可怕的,所以要善待他们。"同样的论调也出现在对L市妇女健康中心工作人员的访谈中。一名受访者在谈到性工作者时称:"一旦知道感染了,她们肯定会有报复心理。已经感染上的人都有那种报复心理……检查出来得了病就想着要报复。"

显然,医护人员和公共卫生工作人员都不是因为把HIV感染者看成一个普通病人才不歧视,而是怕对方可能会做出报复社会或反社会的事情。在这样的逻辑背后,是他们对感染者的误解、偏见与恐惧心理,而这两者又恰恰是导致艾滋病歧视的重要根源。

认为感染者可能会报复社会的偏见不仅存在于医疗卫生服务人员中,在一般公众中也普遍存在,这与一些媒体不负责任的渲染式报道有关。2001至2005年间,个别媒体对"感染者拿着带有艾滋病病毒的针管见人就扎"的谣言进行了捕风捉影的报道,不仅在几个大城市引发了大规模的社会恐慌,①也使得"艾滋病病毒感染者会报复社会"的偏见深入人心,成为一种刻板印象,加深了人们对感染者的敌视与排斥心理。

五、结语

世纪之交,艾滋病污名与歧视开始受到各级政府的关注。为有效应对艾滋病,以流行病学为主导的相关领域展开了大量研究,以探讨艾滋病歧视的根源、表现,制定有效的反歧视策略。然而,在认知—心理—行为解释框架下得出的"无知导致歧视"的结论却太过简单,在此基础上提出的反歧视策略也令人怀疑。因为这一结论不仅无法解释医护人员中至今存在的对艾滋病的歧视,②更没有挖掘出一般公众歧视艾滋病的真正根源。

追根溯源,一开始生物医学界对艾滋病的解释、命名与界定过程实际上就不是一个纯粹的科学行为,因为它在强调艾滋病的生物学属性与自然进程的同时,也赋予了它大量的社会文化内涵:它是某些"生活方式"导致的疾病,是某些"高危人群"相关的疾病,是"堕落"导致的疾病,它意味着"耻辱"、"悲惨"、"弱势群体"与"不安定因素",等等。这些内涵构成了艾滋病概念体系的重要组成部分,③并在二十世纪八十年代中期随着第一例HIV感染者在我国的发现被引入国门,构成了医疗卫生工作人员及媒体报道者对艾滋病的基本认识,也是在他们中首先形成了对艾滋病的恐惧心理与道德偏见。本研究则

---

① 景军:《艾滋病谣言的社会渊源:道德恐慌与信任危机》,《社会科学》2006年第8期。
② 韩扬扬、严谨:《医疗卫生服务中艾滋病歧视的研究进展》,《护理学杂志》2008年第11期。令狐晓娟、张爱莲:《艾滋病歧视的原因及对策——以医护人员为主的分析》,《卫生软科学》2014年第9期。
③ 张晓虎、Eric P. F. Chow、景军:《建构主义视角下艾滋病(AIDS)的概念界定》,《自然辩证法通讯》2014年第6期。

进一步揭示出,随着艾滋病临床治疗实践与艾滋病防治工作的展开,这种恐惧心理与道德偏见从医疗卫生工作向社会公众扩散,是社会普遍存在的艾滋病歧视的重要根源。

显然,要消除艾滋病相关歧视,首要的是改变医疗卫生领域的艾滋病相关话语。否则,对艾滋病的歧视不仅无法消除,反而会随着该领域艾滋病防治工作的展开而不断蔓延。基于此,本研究认为反歧视工作应在以下三个方面着手:

第一,艾滋病健康教育材料应科学、全面地传达艾滋病知识,改变过去对相关信息进行有意识筛选的做法,并剔除其中的误导性信息。一方面,一个人感染了 HIV 之后可以在数年到十多年间像常人一样生活而不发病,即便发病,只要按照医嘱长期坚持服用抗病毒药物,也可以长期存活。艾滋病是一个需要长期服药的慢性病而不是高致死性的疾病,这已成为医学界的常识。健康教育材料应在强调艾滋病危害的同时介绍这些信息,以消除人们的恐惧心理。另一方面,各类人都有可能发生多性伴侣、无保护的性行为,或者接受未经检测的血液输入,因此,健康教育材料应该介绍哪些行为容易感染 HIV,而不是将这些行为偷换为特定人群,这样才能消除艾滋病的道德化。

第二,在进行行为干预的过程中,卫生工作人员应改变恐吓式教育的策略,全面介绍艾滋病相关知识,强调艾滋病的自然发病进程、艾滋病防治方面的新进展,比如药物治疗情况、疫苗研发进展、现有药物的服用与疗效等等。

第三,对处在一线的医务人员进行职业道德教育,改变他们对感染者的偏见与歧视心理,杜绝他们对 HIV 感染者与艾滋病患者的排斥态度与不公平对待,杜绝歧视在医疗场景中向其他人群的扩散。

艾滋病健康教育材料的文化适宜性
——以广西 L 市的评估研究为例*

二十世纪九十年代,艾滋病疫情在河南、山西等地农村地区卖血人群中爆发;稍晚,四川、云南等省的静脉注射吸毒者(Injection Drug Users,IDUs)中又发现了艾滋病的传播与流行。对此,国家政府高度重视,将艾滋病定性为影响家庭、社区与整个社会的社会问题。"911"事件后,艾滋病方面的合作被中美两国列入议事日程,艾滋病进一步成了一个带有政治色彩的话题,被提高到了影响国家安全的高度。[1] 此后,国际与国内艾滋病相关项目的投入直线上升,推动了中国艾滋病防治工作的全面展开。其中,大量经费被用于开发制作艾滋病健康教育材料,进行艾滋病宣传教育工作,提高一般公众与重点人群[2]对艾滋病的认知度。

一、问题的提出

虽然通过流行病学调查确定特定公共卫生问题或疾病的"三间"(空间、时间、人群)分布特点是公共卫生工作的起点,但这种调查只是指出了这一问题/疾病的分布特点,而无法解释为何该问题会出现这样的特点。对于这一问题的解答,流行病学只是简单地将其归于人群中个体所具有的风险行为。而人们之所以有风险行为,是因为他们不具备科学的健康知识,没有意识到这种行为的健康危害,因此,只要给人们灌输相关知识,他们就会改变风险行为与实践,从而解决公共卫生问题。这就是公共卫生领域所践行的 KABP 理念,即知识决定态度、行为与实践的认知—心理模式。其中,健康教育[3]是公共卫生

---

* 本文与和柳、和文臻合著,原载《广西民族大学学报》2013 年第 2 期,略有改动。
[1] 王若涛、张有春:《艾滋病引起的社会学问题》,《党政干部论坛》2003 年第 3 期。
[2] 中国艾滋病防治工作的重点人群包括女性性工作者、注射吸毒者、男男性行为者、流动人口、青少年等。
[3] 健康教育(Health Education)是通过传播信息,帮助个人与群体掌握卫生保健知识,树立健康观念,自愿采纳有利于健康的行为与生活方式的教育活动及过程。它的核心是通过健康教育传播知识,最终达到改变行为的目的,因此又被称为行为改变交流(Behavior Change Communication,BCC)。

工作的起点,在政府应对抽烟、酗酒、吸毒、艾滋病等诸多问题的过程中发挥着重要作用。

要传播健康知识,首先需要借助一定的载体。最常见的健康教育信息载体有两种,一是健康教育材料,一是健康教育活动,后者是包含了前者的综合性活动。因之,健康教育材料是开展健康教育活动的基础,是公共卫生工作的重中之重。

艾滋病是中国备受关注的公共卫生与社会问题之一,广泛深入地进行健康教育是遏制艾滋病流行的重要措施。① 近二十多年来,中国各级疾病预防控制部门、健康教育机构及人口计生、妇联等相关系统在各级政府机构与国际组织的支持下,制作了大量的海报、招贴画、折页、宣传册、光盘等形式多样、内容丰富的艾滋病健康教育材料,在一般公众与重点人群中散发,以提升人们的艾滋病预防意识与相关知识,改变其风险行为。艾滋病防治领域的研究者也通过散发健康教育材料前后人们知识、态度、行为变化的流行病学调查,在健康教育与行为改变之间建立关联,以证明健康教育工作的有效性。

为有效利用资源,避免重复制作与资源浪费,很多艾滋病项目或机构常常从已有的艾滋病健康教育材料中挑选出一些质量较好的,直接用于宣传教育活动。2006 年 10 月,笔者参与了由中国疾病预防控制中心健康教育所②组织的一次大型艾滋病健康教育材料筛选会议。会议的主旨是在所掌握的数以千计的艾滋病健康教育材料中,筛选出针对不同人群的高质量健康教育材料,以用于全球基金③项目的健康教育工作。在筛选启动会上,一位健康教育专家提出了筛选材料的首要原则——准确性与科学性,并提出材料要符合目标人群的审美习惯,比如她认为:"针对农民的健康教育材料要大红大绿,土气一点。"这时有专家提出异议,认为"农村年轻人接受新事物不比城市人差,他们现在实际很洋气",这引起了关于农民的审美标准的争论。最后评审专家们得出一个模糊的结论:针对农民的健康教育材料要"不土不洋"。

---

① 曾毅:《宣传教育与干预是控制艾滋病流行的主要策略》,《中国健康教育》2003 年第 11 期。
② 2008 年 12 月更名为中国健康教育中心,由卫生部直接管理。
③ 全球基金(Global Fund for Fight AIDs, Tuberculosis and Malaria)是一个政府与民间合作创办的国际金融机构,总部设在瑞士日内瓦,致力于抗击艾滋病、结核病与疟疾。自 2002 年成立以来,该基金在机构及个人捐款的支持下,在全世界开展抗击最恶性疾病的工作,其业务覆盖 150 多个国家和地区。自 2003 年以来,中国接受来自全球基金的资助已达 5 亿多美元。

这次经历引发了笔者的思考：在对农村居民的审美如此"想象"的基础上制作或筛选出的健康教育材料是否具有文化适宜性（cultural appropriateness）？能不能为他们所接受？不仅如此，会议专家认为健康教育材料的内容必须由医学、公共卫生专家把握，做到科学、准确，而不存在目标人群能不能接受的问题。然而，目标人群能不能理解充满了各种专业术语乃至英文的健康教育材料，并把他们纳入自己原有的知识框架之中？什么样形式或内容的材料契合他们的文化，能够为他们接受并产生预期的教育效果？只有回答了材料的文化适宜性问题，才能够对目前的健康教育及其效果作出客观的评价，并为今后制作适合目标群体文化的健康教育材料提供理论依据。

本研究采用应用人类学的评估研究方法，从主位的视角对以上问题作出解答，并对艾滋病健康教育材料的开发与制作提出建议。

二、研究方法

在应用性的研究与实践中，人类学以其整体论视角、定性研究方法，以及对社区现实及需求的关注，为人们提供了从诸多角度深度探讨社会问题的工具。与其他学科相比，人类学鼓励移情的方法，关注参与者主位的观点，这是其最独特之处，也是寻求解决人类问题之道的根本。[1]

评估研究是应用人类学最重要的研究方法之一，它指通过系统的方法对一个具体对象进行的评价。根据评估对象的不同，评估研究可以分为政策评估、项目评估、活动评估与实物评估等类型；根据侧重点的不同，又可以分为需求评估、价值评估、影响评估、效果评估等类型。

人类学对文化适宜性的关注形成于二十世纪五十年代后出现的发展援助项目。第二次世界大战结束后，美国为了巩固自己在世界范围内的霸主地位，以帮助第三世界国家受惠于其科技进步与工业发展带来之好处的名义，启动了针对这些国家与地区的发展援助项目。[2] 然而在照搬美国的教育、医疗卫生等模式，进行技术移植的过程中，不少项目遭遇了地方民众的误解与抵制。在这种背景下，

---

[1] Alexander M. Ervin, *Applied Anthropology: Tools and Perspectives for Contemporary Practice*, Allyn and Bacon, 2005, p. 1.
[2] 阿图罗·埃斯科瓦尔：《遭遇发展——第三世界的形成与瓦解》，汪淳玉等译，社会科学文献出版社，2011年，第1—2页。

作为地方文化专家的人类学家被邀请进来,研究项目所遭遇的"文化障碍"。在对项目过程进行评估研究的基础上,人类学家指出,跨文化语境中的技术移植与项目实施不是一个简单的经济或技术过程,而是一个复杂的文化过程,只有带有文化敏感性,充分考虑到项目实施或技术移植地的本土文化,才能获得成功。

本研究将女性性工作者(以下简称性工作者)作为一个亚文化群体,以艾滋病健康教育材料为评估对象,从性工作者主位的视角考察艾滋病健康教育材料的文化适宜性。①

(一)评估对象

根据目标人群的不同,艾滋病健康教育材料分为两种:针对一般公众的材料与针对重点人群的材料。评估团队从L市疾病预防控制中心常用的艾滋病健康教育材料中抽取扑克牌、扇子、小册子、折页、湿纸巾、海报、日历、圆珠笔以及同伴教育卡片、性病卡片等内容与形式各异的艾滋病健康教育材料共20种。其中8份材料针对一般公众,以海报、招贴画等形式为主,旨在唤起一般公众对艾滋病的重视与关注;12份材料针对性工作者,以扑克牌、小册子、折页、性病卡片等为主,材料内容涉及艾滋病、性病方面的知识,以及在当地做艾滋病检测及性病诊疗所需的相关信息。

(二)评估主体

性工作者是性病、艾滋病的易感人群,被公共健康领域认为在艾滋病病毒性接触传播中起着重要作用。2003—2005年,L市在娱乐场所开展了"安全套百分百推广"项目,提出"以性病门诊为依托"的性工作者艾滋病外展干预模式,取得了很好的效果。但随着项目的结束,性工作者的数量及流动性增加,经性途径传播艾滋病的比例仍逐年上升,这已成为L市艾滋病传播的最主要途径。② 2005年,L市疾病预防控制中心成立了妇女健康中心,在娱乐场所实施从事健康教育与行为干预活动,内容涉及同伴教育员培训、健康教育材料发放、艾滋病病毒检测、随访、外展等工作。

本研究的评估主体是健康教育的重点目标人群之一,即L市娱乐场所的性工作者。③

---

① 相关内容参见前《艾滋病歧视的根源与反歧视策略研究》一文。
② 白玉:《2008年柳州市不同层次场所暗娼艾滋病知识行为与感染状况调查》,《预防医学论坛》2009年第12期。
③ 相关内容参见前《基于场所差异的健康实践与求医行为——以广西L市女性性工作者为例》一文。

(三) 评估过程与方法

根据娱乐场所规模大小、豪华程度、性工作者的人数及消费水平等因素，L市涉及性交易的场所可以分为高、中、低三个档次。高档场所主要包括KTV与夜总会，这些场所规模大，装修豪华，消费水平高，性工作者在20人以上，以陪唱歌、喝酒为主，部分兼提供性服务。相对后两种场所中的女性，她们年龄偏小，多在20岁左右，受教育程度与收入也较高。中档场所通常指桑拿与会所，这些场所中等装修，性工作者在10—20人之间，她们以提供按摩、足疗等服务为主，有一定的专业技能，部分场所的工作者兼提供性服务。低档场所主要是路边店形式的发廊与洗脚店，这些场所的性工作者人数1—10人不等，她们年龄偏大，多已结婚或离异，以提供性服务为主。

在妇女健康中心工作人员的帮助下，本研究从高档场所随机抽取16人组成两组，中档、低档场所各抽取9人组成两组，由这四个组分别对选出的20种材料进行了评估。评估研究以专题小组讨论(focus group discussion)为主，问卷调查与深入访谈为辅。

专题小组讨论由一名来自中国人民大学人类学研究所的女研究生主持，另一位研究生负责记录工作。主持人首先介绍了本研究的目的，然后请每位参与者填写一份匿名调查问卷，问卷涉及参与者的人口学基本信息、工作场所、文化程度、健康问题、艾滋病信息渠道等内容。之后，主持人逐件拿出挑选好的健康教育材料发给小组成员。在她们仔细阅读并查看材料后，引导她们围绕健康教育材料的内容、形式、实用性、优缺点以及需增加的内容等方面开展讨论。专题小组之后，研究者对一些踊跃发言的参与者进行了深入访谈，请她们就喜欢什么样的材料、喜欢或不喜欢的原因、对健康教育材料的建议等问题发表自己的看法。

研究结束时，研究人员给参与者每人发放80元的误工补偿。

三、研究发现

评估研究发现，无论在内容还是形式上，艾滋病健康教育材料都存在与性工作者的文化或期望不契合的地方，影响了她们对这些材料的理解与接纳程度。不仅如此，健康教育材料还完全忽视了不同类型场所中性工作者在健康教育材料的喜好与需求方面的差异，这也是影响教育效果的重要因素之一。

(一) 健康教育材料的文化适宜性——内容与形式

作为评估对象的艾滋病健康教育材料,实际上也是 L 市妇女健康中心在日常健康教育活动中经常用到的。对于这些材料,性工作者们的评价要么是"枯燥乏味",要么觉得"与自己无关"。

对于文字内容较少的材料,性工作者大多表示不清楚它们想传达什么样的信息,觉得材料跟自己没有关系,比如印有"遏制艾滋,履行承诺"、"预防艾滋病,你我同参与"的海报;而另一些则给她们很不舒服的感觉,觉得主要是针对自己,带有歧视性的意味,如一张印有"洁身自爱,预防艾滋病"字样,里面有"卖淫嫖娼容易感染艾滋病"等内容的折页,引起很多性工作者的反感。

而对于文字内容较多的材料,不少性工作者指出,材料讲艾滋病病毒如何传播、怎么攻击人的免疫系统,这些说教信息对自己而言太过抽象,也看不到它们与自己有什么关系,因此,她们很难将这些信息纳入自己原有的认知框架,而之所以喜欢一些小册子,是因为它们常常以故事的形式讲述艾滋病的危害,更容易引起她们的共鸣。一位接受深入访谈的性工作者讲述了自己对艾滋病的认识过程:

> 她们(指妇女健康中心的工作人员)经常到这里(指娱乐场所)给我们发材料,我翻一翻随手就扔一边了,觉得艾滋病呀、毒品呀离自己很遥远,再说我们这里也没有听说有艾滋病的情况。有一次她们发下一个小册子,我看图片挺好看,就认真看了一下。里面是一个插图故事,讲像我这样的一个农村妇女到外地的按摩店工作,结果不小心感染了艾滋病,回家老公知道后离婚了,家人、孩子也躲着她,很惨。我看了吓坏了,感觉这件事发生在自己身边一样。我就想还是注意点,这样的事千万别发生在我身上。
>
> (小张,25 岁,康体按摩中心)

现代医学是一套知识话语,而性工作者有自己的知识形式。尤其对于受教育程度较低的人而言,她们的知识多从经验中得来,她们也习惯于以一种体验、移情理解的方式积累知识与认知,而很难把类似于课本中宣讲、说教式的知识与自己的经验建立关联,这是艾滋病健康教育材料不容易得到认同的重要原因之一。

就健康教育材料的形式而言,大多数参与评估的性工作者表示不喜欢海报,因为"不知道要告诉我们什么信息",或者挂在工作场所太刺眼,影响做生意:

> 客人到这里是来找乐子的,一看艾滋病啊、毒品啊,肯定会不舒服。
>
> (小李,19岁,KTV)

而一部分健康教育材料的排版、插图以及颜色不符合性工作者的审美口味,也是她们不愿意接受这些材料的重要原因。以折扇为例,大多数性工作者对研究者带去的一把折扇表示没有兴趣,因为它"颜色太俗气,一点不好看,拿在手里都会觉得不舒服","要是设计得美观一点,倒是愿意在天热时拿来用"。

(二) 健康教育材料的文化适宜性——基于场所差异的观察

很多关于性工作者的研究把她们作为一个同质性的群体,而没有考虑到其内部的分化与差异。在制作与传播健康教育材料过程中,这一点更是被严重忽视了。评估研究发现,三种不同档次场所中的性工作者在受教育程度、面临风险、健康信息需求等方面存在差异,因此对健康教育材料的评价也很不一样。

高档场所的性工作者具有较高的教育程度,多在初中以上、大专以下,她们表现出了较强的阅读兴趣,最喜欢小册子、扑克牌等形式的健康材料。她们认为,与招贴画等其他形式的材料相比,小册子、扑克牌等材料所包含的信息范围更广,信息量更多。不少参与者表示在无聊时,会翻看妇女健康中心下发的这类健康材料,并且在打扑克时关注扑克牌背面的信息。她们不喜欢折页等形式的材料,认为这些材料设计粗糙、信息简单且重复、没有新意,引不起她们的阅读兴趣。此外,由于工作性质,她们经常熬夜到凌晨,饮食也没有规律,因此肠胃不好的情况比较多,希望健康教育材料不要只涉及性病、艾滋病,还能够给她们提供营养、饮食等方面的健康知识。

中档场所的性工作者也偏好小册子这类材料形式,认为它不仅能够提供大量艾滋病、性病信息,还便于携带,但她们也提出一些小册子的设计,如大小、美观度等会影响她们保存与阅读的兴趣。她们普遍对折页不感兴趣,认为里面信息量少,不值得保存。此外,她们认为如折扇等具有实用价值的材料如果能够设计得美观一点,她们会在日常生活中使用的同时吸收其中的信息。

低档场所的性工作者最喜欢的健康教育材料是印有艾滋病防治信息的扇子、湿纸巾等,她们对这些材料的描述与兴趣主要集中在其实用性上。由于受教育程度较低,她们也不喜欢信息过多的扑克、小册子等宣传材料,因为这些材料"枯燥乏味"。该组人群最排斥海报,她们指出将宣传海报张贴在自己的工作场所会吓走客人,并导致自己成为"扫黄"的对象。此外,低档场所的性工作者中,妇科病、性病、生殖道感染等疾病有较高的比例,[1]她们在日常生活与工作中所面临的主要健康威胁不是艾滋病,而是性病与妇科疾病,因此她们更希望得到性病以及妇科疾病等方面的信息,如对不同性病的详细症状的描述、简单的治疗方法以及自我护理等内容。"从来没有听说过谁查出了艾滋病,但妇科病很普遍,每个人都会有。"(小郑,35 岁,路边店)"听说前段时间我们周围查出好几个梅毒的。"(小吴,40 岁,发廊)

总之,从材料的内容与形式上看,中高档场所的性工作者偏好小册子与扑克牌形式的信息承载量较大的材料,低档场所的则偏好扇子与湿纸巾等实用型的材料。造成这种偏好差异的原因在于不同场所的女性在年龄、受教育程度、收入水平等方面的差异。较年轻且受教育程度较高的女性集中在中、高档场所中,她们有较强的阅读能力,乐于接受新信息;年龄偏大、受教育程度较低的女性则集中在低档场所,她们的文字阅读及理解能力较弱,在空闲时间多看电视,而没有阅读的习惯。

四、讨论

健康教育与公共卫生专家假设目标人群是无差别的个体,她们的行为受到自己的认知的塑造,因此只要传递正确的知识就会使她们自觉改变风险行为。然而人类学不认为人们是被动接受教育的受体,而是积极行动的主体,她们总是在自己所处的语境当中,认识自己所面临的主要问题,并积极寻求解决之道。就性工作者的健康而言,艾滋病即便在她们的关注之列,也是最不起眼

---

[1] 白玉:《2008 年柳州市不同层次场所暗娼艾滋病知识行为与感染状况调查》,《预防医学论坛》2009 年第 12 期。

的一个问题,而性病、生殖道感染、怀孕、不育等问题才是她们的优先考虑。在进行健康教育的过程中,只有将艾滋病信息整合入与她们的健康息息相关的其他信息中,才能够契合她们的需求,得到较好的宣传教育效果。

此外,健康教育材料信息不应以传统说教的形式,而应尽量以目标人群所易于接受并吸收的形式呈现出来。在日常生活中,书本上以科学面目出现的信息也许能够增加人们的知识,但很少能够改变人们的行为。人们都有自己的行为逻辑与实践理性,无论是外来的知识信息还是其他新事物,只有把它们纳入自己原有的意义图式,整合到地方性知识体系中,才能加以理解与利用。①因此,将实际生活中发生的案例编成生动的故事,使目标人群看到艾滋病信息与自己的日常生活的关系或可能存在的关联,才可能促使她们进一步去关注并吸收相关信息。

考虑到目标人群内部可能存在的差异,制作健康教育材料前必须对目标人群的受教育程度、审美偏好、生活语境等有专门的了解,只有这样才能够提高健康教育材料的文化适宜性与有效性。以性工作者为例,不同类型场所的性工作者受教育程度不同,有的从没有接受过教育,有的是小学、初中文化水平,有的甚至上过大学,她们的阅读与理解能力有很大的差异,所面临的健康风险也不一样。因此,在制作与发放健康教育材料时必须考虑到这些差异,否则会造成公共卫生资源的浪费。

---

① 马歇尔·萨林斯:《"土著"如何思考:以库克船长为例》,张宏明译,上海人民出版社,2003年,第159—234页。

禁毒执法对降低危害工作影响的快速评估*

降低危害(harm reduction)又称减少伤害,是指采取有效的措施与方法,以减少药物滥用(drug abuse)所导致的公共卫生与社会问题的一种整体预防与控制策略。

从二十世纪八十年代开始,促使静脉注射吸毒者(以下简称吸毒者)采取不安全注射行为或其他危害健康行为的"风险环境"受到公共卫生领域的关注。这种环境由跨境贸易与人口流动、相关政策、法律法规与执法行为、社会文化变迁与经济转型等诸多因素造成。[①] 比如,公安部门的管制措施与执法行为会影响到静脉注射毒品给吸毒者的健康带来的影响,[②]还会影响到公共卫生干预活动在吸毒人群中的开展。[③]

随着二十世纪八十年代以来艾滋病疫情在世界范围内的蔓延,一些国家和地区在吸毒人群中开展了以药物维持治疗(如口服美沙酮等替代性药物)与清洁针具交换为主的降低毒品危害的项目。但由于吸毒贩毒在大部分国家与地区被界定为违法犯罪行为,其公安司法系统无一不对吸毒人群采取严厉的打击与管制措施。在这种背景下,公安与公共健康部门之间产生了一定的张力,公安部门尤其是执法干警的态度与行为成为艾滋病防治政策开发的重要领域。[④]

---

* 本文与富晓星合著,原载《医学与社会》2008年第4期,略有改动。

[①] T. Rhodes, "The 'Risk Environment': A Framework for Understanding and Reducing Drug-Related Harm", *International Journal of Drug Policy*, 2002, 13(2), pp. 85 - 94.

[②] S. Burris, et al., "Addressing the 'Risk Environment' for Injection Drug Users: The Mysterious Case of the Missing Cop", *Milbank Quarterly*, 2004, 82, pp. 125 - 156.

[③] S. Thompson, "Are Police 'Harm Reduction' Practitioners?", 17th International Conference on the Reduction of Drug-Related Harm, Vancouver BC, 2006.

[④] L. Beletsky, G. Macalino and S. Burris, "Attitudes of Police Officers towards Syringe Access, Occupational Needle-Sticks, and Drug Use: A Qualitative Study of One City Police Department in the United States", *International Journal of Drug Policy*, 2005, 16, pp. 267 - 274.

一、研究背景

自 1985 年发现第一例艾滋病病人以来,艾滋病疫情在中国呈日益扩大的趋势。截至 2007 年底,中国艾滋病病毒感染者与病人约 70 万(55—85 万),全人群感染率为 0.05%。其中注射吸毒传播占 42.0%。① 哨点监测与流行病学调查数据表明,在一些省份,吸毒人群中的艾滋病病毒感染者/病人在 1 万以上,人群感染率超过了 5%。个别省/自治区的个别地区,注射吸毒人群中艾滋病病毒感染率竟高达 50% 以上,艾滋病在吸毒人群中的流行形势日益严峻。②

为了遏止艾滋病在吸毒人群中蔓延的势头,降低毒品滥用造成的危害,卫生系统借鉴国际成功经验,先后在吸毒人群中启动并推广海洛因成瘾者社区药物维持治疗(美沙酮维持治疗)与清洁针具交换工作。到 2008 年为止,全国累计建立了 320 余个社区药物维持治疗门诊,治疗人数累计 3.7 万人,有 2.5 万人每天坚持服药;全国建立了约 90 个针具交换项目点,为吸毒者提供清洁针具。

除卫生部门外,公安系统是另一个与吸毒者经常发生关系的部门。自二十世纪九十年代全国人大通过《关于禁毒的决定》以来,公安机关就在打击贩卖、走私、运输毒品等犯罪的同时,针对吸毒者进行了以强制戒毒和劳教戒毒为主的禁吸戒毒工作,并得到了更大范围的社会认同。然而,这种不同的定位也导致公安与卫生系统对吸毒者的不同态度与立场,在政策与现场工作过程中形成了一定的张力。

对于公安与卫生系统在对待吸毒者群体时的矛盾与张力,国内至今尚没有相关实证研究。公安的禁毒执法活动对吸毒者的危险行为有什么影响?它在什么样的程度上影响到降低危害项目的有效性?公安与卫生部门在现场是如何协调的?笔者试图通过评估研究回答以上问题。

二、研究方法

本研究围绕地方公安干警的禁毒执法活动、吸毒者的戒毒经历、吸毒者参

---

① 靳薇主编:《艾滋病防治政策干部读本》,中共中央党校出版社,2005 年,第 25 页。
② 公安部:《中国禁毒报告 2007》,http://www.mps.gov.cn/cenweb/brjICenweb/jsp/jd/index.jsp,2007 - 06 - 13。

与艾滋病项目/降低危害项目的经历,以及家庭、社会对吸毒者的态度等主题,设计了开放式的访谈提纲,在西北 X 市和西南 Y 县两个调查点,通过地方疾病预防控制中心的协调与组织,分别招募到 44 名访谈对象,进行了面对面的深入访谈,收集了大量的第一手资料,最后对访谈资料进行了定性分析,完成了快速评估工作。

(一) 调查点的选择

在开展降低毒品危害工作的过程中,卫生部门在城市或吸毒人群集中的地区设立了美沙酮治疗门诊,而在吸毒人群分散的地区或农村开展清洁针具交换工作。为此,笔者分别选取毒品问题比较严重的西北 X 市与西南 Y 县作为调查点。前者属城市地区,吸毒人群比较集中,当地既有美沙酮治疗点与清洁针具交换项目,也有与吸毒者相关的其他艾滋病项目。后者属农业县,吸毒者分散在乡村,卫生部门在两三个乡镇设立了清洁针具交换点,同时也开展了一些吸毒者相关的研究项目。笔者希望通过这样的选择,能够大体展示卫生、公安与吸毒者在城乡互动的不同特点,并形成一个比较全面的认识。

(二) 对象招募与访谈

笔者的访谈对象分三类人群:一是系统的知情人,主要包括公共卫生部门与公安部门的官员;二是直接与吸毒者发生接触的人员,包括民警、医生、公共卫生工作人员;三是吸毒者。

笔者首先走访或通过电话联系了当地的公共卫生部门、降低危害项目点,以及地方公检法相关科室,与卫生与公安部门取得联系,确定了可能的访谈对象并安排访谈地点,之后在约定地点进行个人深入访谈。

访谈结束后,笔者把自己的联系方式告诉卫生与公安部门的访谈对象,请他们与自己所熟悉的吸毒者联系。如果有吸毒者愿意接受访谈,请他们与笔者直接联系。通过这种方式,笔者完成了吸毒者的招募和深度访谈工作。

三、禁戒毒实践及其对降低危害项目的影响

(一) 禁戒毒实践情况

二十世纪九十年代,X 市与 Y 县公安机关先后成立了缉毒大队/支队。缉毒大队除打击走私、贩卖、运输毒品等刑事犯罪外,还负责抓捕吸毒者,送当地强制戒毒所接受戒毒治疗。缉毒大队每年在刑事案件与抓捕上有定额任务,

完不成任务将受上级批评。据访谈对象报道,由于笔者所调查的 X 市和 Y 县毒品问题比较严重,缉毒大队很容易完成抓捕吸毒者的任务,当地强制戒毒所经常人满为患。在这种情况下,缉毒大队并不把抓捕吸毒者作为工作重点。

缉毒大队抓捕吸毒者的途径通常有以下几种。第一,集中抓捕。每年国际禁毒日及艾滋病日前后,展开专项抓捕行动,或者在完成任务有压力的情况下,集中人力,采取突击行动,集中抓捕。第二,顺藤摸瓜。在审讯贩毒者等犯罪嫌疑人的过程中,民警顺藤摸瓜,让对方供出买毒品的人,或者与贩卖毒品的人到交易场所蹲点,一举抓获前来买毒品的人;在抓到吸毒者后,民警也让对方供出毒品的来源,以及一起吸毒的同伙。第三,临时抓捕。在长期与吸毒者接触过程中,民警已经能够通过眼神、精神面貌、衣着等辨认出吸毒者,遇到怀疑为吸毒的人,民警就会把他们抓到强制戒毒所,经尿检确认后进行强制戒毒。Y 县是一个农业县,全县人口 100 多万。二十世纪九十年代以来,Y 县经历了吸毒人员数量迅速增长的过程。进入二十一世纪,毒品的危害显现,吸毒人数趋于平稳。1996 年,Y 县建成戒毒所,在押吸毒人员保持在 200 名左右。笔者调查时,在押吸毒者多是"二进宫"、"三进宫"的吸毒者。由于当地吸毒者多有不止一次强制戒毒的经历,加之社区较小,民警对吸毒者相当熟悉,这增加了民警临时抓捕的几率。第四,接受举报。为了获得毒资,吸毒者常常以贩养吸、以偷抢养吸、以卖淫养吸,吸毒引起的治安案件十分常见。X 市和 Y 县经常会有群众向当地缉毒大队或派出所举报聚众吸毒行为,或者吸毒者比较集中的地点。据 Y 县缉毒民警介绍,缉毒大队除每年采取两三次抓捕行动外,主要在接到群众举报后蹲点抓捕。

除缉毒大队专门从事禁毒执法工作外,社区派出所在维持社会治安时,经常接触到吸毒者并将其送戒毒所。据介绍,X 市三分之二的偷盗、抢劫等治安案件与吸毒人群有关,在这种情况下,派出所向戒毒所输送了大量的吸毒者。

(二)禁毒执法与降低危害工作

在开展美沙酮替代治疗与清洁针具交换工作的过程中,地方卫生与公安部门的领导达成了如下共识:第一,公安承诺不到美沙酮门诊与针具交换点抓捕吸毒者;第二,卫生与公安共同确定数名吸毒者作为针具交换点的志愿者,为他们发放工作卡与补贴,由他们负责每天给社区的吸毒者发放清洁针具,并回收废旧针具,但如果志愿者从事吸毒以外的违法犯罪活动,公安同样可以抓捕他们;第三,给所有接受美沙酮治疗的吸毒者发放治疗卡,即使吸毒者尿检海洛因呈阳性,经卫生部门交涉后,公安也可以通融放人。

原则上讲,这样的共识为降低危害工作的开展提供了很好的环境支持,但在现实操作中,仍出现了一些问题。首先,吸毒者对公安的顾虑影响了他们参与降低危害项目的积极性。尽管公安承诺不到项目点去抓吸毒者,但很多吸毒者对此还是有顾虑。为保险起见,他们宁愿自己花钱到药店或诊所买注射针头。访谈中一些吸毒者认为,警察肯定会到项目点去抓人,所以他们不会到美沙酮治疗点接受治疗。其次,如果地方民警怀疑项目点有违法犯罪的嫌疑人或有违法犯罪活动,他们将严格执法,到这些点实施抓捕。这种做法进一步加深了吸毒者的猜疑,影响到降低危害工作的开展。X市美沙酮维持治疗点设在市某医院,每天有四百名左右的吸毒者到门诊接受治疗。启动治疗工作前,地方卫生与公安部门达成共识,公安不到医院一定范围之内抓捕吸毒者。但由于一些接受治疗的吸毒者参与了偷盗、贩毒等活动,民警后来到门诊外实施抓捕,对就诊者产生了很大的负面影响。一两次行动之后,一些已经开始接受美沙酮治疗的吸毒者退出项目,而新增病人也越来越少。Y县某镇的清洁针具交换工作启动不久,当地民警接到群众举报,吸毒者在针具交换点聚众吸毒。他们迅速赶到现场,抓捕了针具交换点的志愿者。虽然在卫生部门的协调下,民警最终释放了吸毒者,但这件事在当地吸毒者中产生了很大的影响,此后就很少有人到项目点领取清洁针具。最后,在采取集中抓捕行动时,吸毒者闻风而逃,影响了降低危害工作的持续性。X市禁毒大队主要以打击贩卖、运输毒品犯罪为主,同时顺藤摸瓜,抓捕吸毒者。为完成抓捕任务,他们曾在距离美沙酮门诊一定范围之外的地方实施集中抓捕。一些接受美沙酮治疗的吸毒者被抓走,其余的人也不敢到门诊继续治疗,影响了吸毒者的依从性与治疗成效。Y县的吸毒者主要分散在各乡村。在实施集中抓捕时,吸毒者比较集中的乡镇成为重点目标,而这些乡镇也是针具交换点所在。无论是否在参与项目,这些乡镇的吸毒者都会闻风而逃,在一定时期内增加了他们采取不安全注射的机会。

四、结论

二十世纪九十年代以来,面对艾滋病问题日益严峻的形势,我国政府借鉴国外经验,开展了综合性的防治措施,其中在吸毒人群中开展的美沙酮维持治疗与清洁针具交换项目引起了社会各界的广泛关注与争议。由于吸毒者在公安系统中被界定为与社会治安及毒品犯罪密切相关的违法者,而在卫生系统中被界定为脑疾病患者和传播艾滋病的高危人群,这使得两部门的禁吸毒执法与公共卫生策略之间产生了张力与冲突。尽管国家与地方政府自上而下进行了大量的协调工作,但评估研究表明,在现场操作过程中,地方民警的禁吸毒执法活动还是对卫生部门的降低危害项目造成了一定的负面影响,并且在营造吸毒者的"危险环境"方面起到了一定的推动作用。

在艾滋病与毒品问题日益严峻的今天,卫生与公安机关就对待吸毒者的问题如何进一步协调一致,在禁吸戒毒的同时预防并控制艾滋病在吸毒人群中的蔓延,这不仅是需要进一步研究的问题,更是需要在实践层面深入讨论并协调解决的问题。

图书在版编目(CIP)数据

疾病、治疗与文化:医学人类学研究/张有春著
.—上海:中西书局,2023
(人类学新视野丛书)
ISBN 978-7-5475-2177-9

Ⅰ.①疾… Ⅱ.①张… Ⅲ.①医学人类学—研究
Ⅳ.①R31

中国国家版本馆 CIP 数据核字(2023)第 202417 号

疾病、治疗与文化:医学人类学研究
张有春 著

责任编辑	邓益明
装帧设计	梁业礼
责任印制	朱人杰

出版发行	上海世纪出版集团 中西书局(www.zxpress.com.cn)
地 址	上海市闵行区号景路 159 弄 B 座(邮政编码:201101)
印 刷	上海肖华印务有限公司
开 本	700 毫米×1000 毫米 1/16
印 张	11.25
字 数	173 000
版 次	2023 年 12 月第 1 版 2023 年 12 月第 1 次印刷
书 号	ISBN 978-7-5475-2177-9/R·014
定 价	58.00 元

本书如有质量问题,请与承印厂联系。电话:021-66012351